DE

L'EXPECTORATION ALBUMINEUSE

APRÈS LA THORACENTÈSE

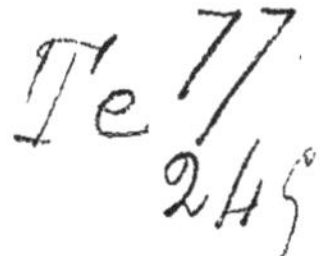

DE

L'EXPECTORATION ALBUMINEUSE

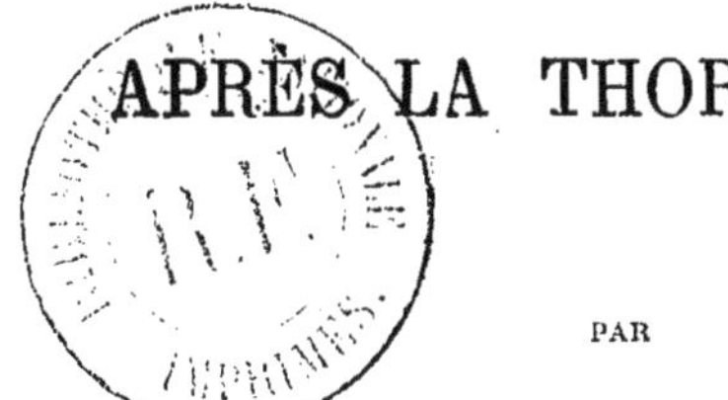

APRÈS LA THORACENTÈSE

PAR

Le Dr TERRILLON

PROSECTEUR DES HÔPITAUX,

Interne lauréat des hôpitaux de Paris,
1er interne 1868, — Médaille d'argent 1871,
Lauréat de la Faculté de médecine (prix Corvisart, 1868),
Membre de la Société anatomique.

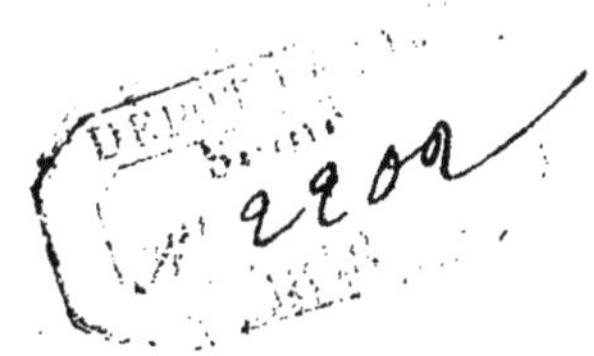

PARIS

LIBRAIRIE J.-B. BAILLIÈRE ET FILS.

19, rue Hautefeuille, près du boulevard St-Germain

1873

DE

L'EXPECTORATION ALBUMINEUSE

APRÈS LA THORACENTÈSE

INTRODUCTION ET HISTORIQUE.

La thoracentèse est une des opérations qui se pratiquent le plus souvent, et depuis qu'elle a été mise en honneur par Trousseau, son usage devient chaque jour de plus en plus fréquent. L'invention des appareils aspirateurs qui la rendent plus facile et plus sûre, n'a fait qu'en multiplier encore l'emploi. Malgré sa bénignité ordinaire cette opération est quelquefois suivie de complications et de véritables accidents qui peuvent mettre la vie en danger.

Il est certain que la proportion de ces accidents est relativement minime si l'on tient compte du nombre considérable de thoracentèses pratiquées chaque jour ; — mais, en raison même de la fréquence de cette opération, certains de ces accidents qui jusqu'alors avaient passé inaperçus à cause de leur rareté, ont pris une grande importance. Aussi les médecins doivent-ils bien les connaître et se tenir continuellement en garde contre eux. De ce nombre est l'expectoration de liquide albumineux qui fait le sujet de ce travail et qui jusqu'à l'année dernière avait à peine été signalée.

Le premier auteur qui en ait fait mention, M. Pinault, (thèse 1853) (1) rapporte deux observations fort intéressantes sur lesquelles il s'appuie pour donner une explication de ce phénomène.

En 1869, mon collègue et ami le docteur d'Espine présentait à la Société de biologie un nouveau fait de ce genre ; sa communication a donné lieu à une discussion à laquelle ont pris part plusieurs membres de cette Société (2).

L'année dernière (1872) M. Woillez (3) signale plusieurs observations relatives à cet accident, qu'il attribue à la perforation du poumon par le trocart.

Presque en même temps, M. Marrotte (4) donne la même explication de plusieurs faits analogues communiqués par lui à l'Académie de médecine

M. Béhier (5) dans une des séances suivantes lit devant la même Assemblée une observation fort intéressante sur le même sujet et M. Hérard à cette occasion donne de ce phénomène une interprétation sem-

(1) Pinault. Thèse 1853. Considérations cliniques sur la thoracentèse, p. 14 et suiv.

(2) Mémoires de la Société de biographie, 1869.

(3) Woillez. Traité clinique des maladies aiguës des organes respiratoires, 1872.

(4) Bulletins de l'Académie de médecine. Séance du 22 mai 1872.

(5) Bulletins de l'Académie de médecine. Séance du 30 juillet 1872.

blable à celle qu'avait déjà proposé M. Pinault dans sa thèse.

L'attention était donc attirée sur ce point et nous voyons MM. Patel, Lafosse et Castiaux, dans leurs thèses de 1872, reproduire les observations publiées avant eux et en donner les mêmes interprétations, mais ces auteurs ne se livrent à aucune discussion et n'ajoutent rien à l'état de la question.

La mort survenant par l'effet de l'expectoration albumineuse qui succéde à la thoracentèse n'avait pas encore été signalée. En 1870 pendant notre internat chez notre excellent maître M. Gombault à l'hôpital Saint-Antoine nous avons été témoin d'un cas de mort rapide causée par cet accident.

Il est probable aussi que c'est à cette complication que succomba un malade dont Raiffert a rapporté l'observation en 1864 dans la *Gazette des hôpitaux*, quoique l'auteur n'ait point songé alors à l'attribuer à l'opération. Markowitch qui dans sa thèse relate ce fait ne sait comment l'interpréter.

Nous avons pu réunir vingt et une observations, dont six inédites, d'expectoration albumineuse à la suite de la thoracentèse, et c'est d'après elles que nous allons donner une analyse complète du phénomène et en discuter le mécanisme.

Nous ajouterons pour terminer que nous ne voulons aucunement nuire à la faveur dont jouit la thoracentèse. Notre but est d'attirer l'attention sur un des accidents rares et ordinairement bénins de cette opération, et de chercher parmi les explications diverses qui en ont été données, celle qui paraît être la plus rationnelle.

I.

De l'expectoration de liquide albumineux après la thoracentèse. — Symptômes et variétés.

L'expectoration de liquide albumineux se produit ordinairement à la suite de thoracentèses dont la marche avait été aussi normale que possible. Vers la fin de l'écoulement du liquide pleural le malade sent sa respiration devenir de plus en plus facile, et s'il survient quelques quintes de toux, elles n'ont rien qui puisse les différencier de celles que l'on constate souvent après la thoracentèse. Si on ausculte la poitrine on entend des râles sous-crépitants fins occupant la base du poumon qui vient d'être débarrassé, puis c'est un certain temps après l'opération que survient l'expectoration précédée ordinairement d'une dyspnée croissante. Mais la quantité de liquide expectoré, la gravité ou la bénignité des symptômes — en un mot la marche variable du phénomène peuvent faire admettre trois formes de l'accident. Nous décrirons une *forme légère*, qui peut passer inaperçue, une *forme intense* fatiguant beaucoup le malade par l'abondance et la continuité de l'expectoration, et une *forme grave* souvent très-rapide et pouvant entraîner la mort.

1° *Forme légère.* — L'expectoration peut dans des cas exceptionnels survenir immédiatement à la fin de l'opération — mais le plus souvent c'est un certain temps après elle qu'est rejeté le liquide albumineux.

Tantôt le malade se plaint d'une dyspnée légère qui va en augmentant, tantôt au contraire il rend tout d'abord un peu d'écume blanchâtre par un véritable *crachottement*. Puis survient l'expectoration caractéristique d'un liquide jaunâtre, légèrement filant, accompagné d'une grande quantité de mousse. La sortie du liquide, surtout s'il est un peu abondant, peut se faire quelquefois par gorgées ; elle est continue sans intermittence aucune, et s'accompagne de quintes de toux.

La matière expectorée forme dans le crachoir trois couches successives : à la surface une certaine quantité de mousse jaunâtre persistante et souvent très-abondante ; — puis une couche plus ou moins épaisse de liquide pouvant présenter différents aspects : tantôt il est jaune et transparent lorsqu'il est abondant, ce qui n'est pas le cas le plus fréquent dans cette forme légère, tantôt au contraire il est trouble par son mélange avec des crachats. Une dernière couche formant un véritable dépôt au fond du vase est constituée surtout par des cellules épithéliales, des globules blancs et un petit nombre de globules sanguins. — Le liquide traité par l'acide azotique donne un précipité abondant d'albumine; l'acide acétique précipite aussi le plus souvent une certaine quantité de mucine. Ces deux réactions sont dues au mélange du liquide albumineux avec le produit de sécrétion des bronches qui est chargé de mucus. La quantité de liquide est très-variable. Elle oscille entre quelques grammes et sept à huit cents grammes lorsque l'expectoration dure longtemps — mais ce qui est caractéristique c'est la présence de l'albumine. — En effet, le liquide quelquefois très-abondant de la bronchorrhée simple ne donne jamais de précipité par l'acide azotique.

Dans cette forme de l'accident le malade est à peine plus fatigué qu'à la suite d'une thoracentèse ordinaire ; il crache plus abondamment, les râles pulmonaires sont plus fins et plus nombreux et la respiration est seulement plus accélérée.

Aussi l'abondance et l'aspect des crachats jaunâtres et la réaction par l'acide azotique, peuvent seuls mettre sur la voie du phénomène qui vient de se passer.

Puis tout cesse après quelques heures ou une journée à peine, et le malade ne ressent plus aucune gêne.

2° *Forme intense.*—Celle-ci diffère de la précédente par l'intensité des phénomènes dyspnéiques, l'abondance et la persistance de l'expectoration et la fréquence de la toux. Le malade qui avait été soulagé après l'opération sent peu à peu sa respiration devenir plus pénible et sa poitrine s'embarrasser. Quelquefois le début est assez brusque et on voit rapidement survenir une oppression très-grande et l'expectoration abondante du liquide.

La dyspnée est ordinairement en rapport avec la quantité et l'état mousseux du liquide battu par l'air. Elle est quelquefois fort violente et s'accompagne d'un sentiment d'angoisse très-pénible. Souvent le malade éprouve une sensation distincte qui lui fait croire que sa poitrine est remplie de liquide. Son anxiété devient alors extrême.

La toux est le plus souvent quinteuse, et à chaque quinte le liquide sort par gorgées abondantes.

Les râles fins sous-crépitants sont très-nombreux, surtout vers la base du poumon, et la cyanose de la face traduit un commencement d'asphyxie par accumulation de liquide dans les voies aériennes.

Cet ensemble de symptômes a une marche continue pendant plusieurs heures et même une journée entière, mais avec une intensité très-variable.

Progressivement tous ces accidents de suffocation se dissipent, la respiration devient de plus en plus libre, l'expectoration cesse petit à petit et l'air pénétrant librement dans la poitrine, le malade revient à son état normal.

Pendant cet espace de temps la quantité de liquide rendu peut être de 12 à 1,500 grammes et même davantage. Il est citrin et presque toujours transparent parce qu'il ne contient que très-peu de mucus bronchique et de débris épithéliaux.

Ses caractères et ses réactions sont à peu près les mêmes que dans la forme précédente.

Quoique cette forme soit plus caractéristique que la forme légère, il faut cependant rechercher la présence de l'albumine dans le liquide pour ne pas faire de confusion avec certains cas de bronchorrhée, comme nous le verrons en parlant du diagnostic.

3° *Forme grave.* — Dans les 21 observations que nous avons pu réunir, on ne trouve que deux cas de mort qu'on puisse attribuer à l'expectoration du liquide albumineux. De ces deux faits, l'un s'est passé dans le service de M. Gombault, à Saint-Antoine (obs. 1). Le malade mourut devant nous en moins d'un quart d'heure ; l'autre appartient à Raiffert (obs. 2).

Dans le premier cas, le liquide sortit si abondamment,

qu'il y eut une vraie asphyxie par cause mécanique; tout l'arbre aérien: fosses nasales, pharynx, trachée, larynx, bronches grosses et petites, rempli de liquides et de spume, ne pouvait plus laisser passer d'air.

La mort survint d'une façon très-rapide et tout à fait remarquable. Aussi est-il bon d'y insister : tout d'abord soulagé après l'opération, le malade respirait plus librement, ne toussait pas et ne présentait, en un mot, aucun symptôme inquiétant. Après vingt ou vingt-cinq minutes de cet état, il fut pris assez brusquement d'une dyspnée qui devint bientôt très-pénible. Celle-ci s'accompagna rapidement d'une toux quinteuse et d'un *crachottement* d'écume abondante; puis le malade éprouva une angoisse assez vive avec sensation analogue à celle d'un liquide qui lui aurait rempli la poitrine. Enfin après quelques minutes d'anxiété terrible pendant lesquelles la respiration était presque suspendue, le liquide s'écoulait à flot par la bouche, la figure se cyanosait, les yeux étaient hagards et saillants, le malade mourut avec tous les symptômes de l'asphyxie.

Ici la thoracentèse s'était passée aussi normalement que possible; la toux elle-même, si fréquente et parfois si pénible pour beaucoup d'opérés, avait manqué à la fin de l'écoulement du liquide pleural; aussi M. Gombault n'hésita pas à rapporter la production du liquide à une congestion brusque et intense du poumon, tellement l'idée de perforation tardive et avec de tels symptômes paraissait irrationnelle.

En effet, toutes les précautions avaient été prises pour l'introduction du trocart ordinaire, le liquide était abondant et éloignait le poumon de la paroi thoracique, le malade avait à peine souffert pendant l'opération ; rien en un mot ne pouvait faire prévoir une perforation et un dénouement semblable.

Dans l'observation 2, malgré l'absence de détails, la mort survint d'une façon tellement identique, qu'on peut admettre le même mécanisme et ayant amené de la même manière une terminaison fatale.

Si dans ces deux observations le mode de production du liquide peut être discuté comme nous le verrons à la fin de ce travail, il est possible dès maintenant d'expliquer la cause immédiate de la mort d'après les lésions trouvées à l'autopsie.

Le poumon du côté opposé à l'épanchement était en grande partie imperméable. Dans l'observation 1 surtout, ce poumon devait respirer d'une façon fort insuffisante, car les altérations y étaient très-étendues et le volume de l'organe très-réduit à la suite d'une ancienne pleurésie.

Il résulte de cette disposition pathologique que le liquide contenu dans les bronches du côté opéré, ne trouve plus à son passage dans la trachée un courant d'air suffisamment énergique fourni par le poumon du côté opposé, pour être expulsé assez rapidement ; aussi les ramifications bronchiques à droite et à gauche se remplissent-elles de sérosité, et l'asphyxie survient par cause mécanique ; tandis que si le poumon du côté non opéré est sain, le liquide est expulsé à mesure qu'il pénètre dans la trachée.

II

Après avoir décrit les diverses formes que revêt cet accident de la thoracentèse, étudions avec quelques détails les principaux points de son évolution.

ÉPOQUE A LAQUELLE L'ACCIDENT APPARAÎT APRÈS LA THORACENTÈSE.

1re Obs.	Une demi-heure.
2e —	Dix minutes.
3e —	Une demi-heure.
4e —	Une heure environ après chaque opération.
5e —	L'époque n'est pas fixée d'une façon bien nette.
6e —	Quelques heures après l'opération.
7e —	Epoque indiquée vaguement (vers la fin de l'opération).
8e —	Une heure après.
9 —	Deux heures après.
10e —	Pas notée.
11e —	Pas notée.
12e —	Pas notée.
13e —	Au moins une heure après.
14e —	Quelque temps après; l'époque n'est pas précisée.
15e —	Trois quarts d'heure environ.
16e —	Pas notée.
17e —	Une heure après.
18e —	Indéterminée.
19e —	Quelque temps après l'opération.
20e —	Quelque temps après l'opération.

Début. — En consultant le tableau ci-dessus, on peut voir que dans le plus grand nombre des observations, il s'est écoulé entre la fin de l'évacuation du liquide pleural et l'expectoration, une période de temps variable pendant laquelle le malade a éprouvé un véritable soulagement. Deux ou trois fois seulement, l'accident est survenu aussitôt après la thoracentèse. Dans la plupart des faits, la période de calme a été de dix minutes à une heure, et dans une observation seulement, l'expectoration n'est survenue qu'au bout de deux heures ; mais habituellement la sortie du liquide a été précédée d'une dyspnée croissante. Nous signalons tout particulièrement l'intervalle qui s'est écoulé entre la fin de l'opération et le commencement des accidents, car nous verrons plus loin que c'est là une des principales objections opposées à la possibilité de la perforation pulmonaire.

Durée. — Tantôt l'expectoration ne se produit que pendant dix minutes à un quart d'heure, tantôt, au contraire, elle peut être continue, incesssante et fatigante pour le malade pendant un ou même deux jours. Dans une des observations, le sujet rendit du liquide pendant deux jours et deux nuits.

Est-il possible d'établir une relation entre la quantité du liquide expectoré et la durée de l'expectoration ? En général, plus cette durée est longue, plus grande est la quantité du liquide : cependant il existe quelques exceptions Ainsi, dans l'observation n° 4, l'expectoration ne dure que six heures, et pourtant la quantité de sérosité est de 800 grammes ; nous voyons, au contraire, le malade de l'observation n° 3 rendre 400 grammes de liquide en moins d'un quart d'heure. Nous renvoyons au tableau suivant pour les détails de chaque observation.

DURÉE DE L'EXPECTORATION.

1re Obs.		Très-rapide. Mort.
2e	—	Très-rapide. Mort.
3e	—	Un quart d'heure environ.
4e	—	Première ponction, six heures.
5e	—	Pas notée.
6e	—	Pas notée.
7e	—	Pas notée.
8e	—	Une journée et une nuit.
9	—	Deux jours et une nuit.
10e	—	Pas notée.
11e	—	De vingt à vingt-quatre heures.
12e	—	De vingt à vingt-quatre heures.
13e	—	Un jour et une nuit.
14e	—	Deux jours et une nuit.
15e	—	Deux heures.
16e	—	Six heures.
17e	—	Onze heures.
18e	—	Six heures.
19e	—	Deux jours.
20e	—	Deux jours.

Quantité et nature du liquide. — Il suffit de jeter les yeux sur le tableau suivant pour se rendre compte des nombreuses variétés que comporte la quantité du liquide expectoré. Le seul fait intéressant à noter, est son abondance souvent considérable. Dans l'observation 6, deux litres ont été rendus par l'opéré.

QUANTITÉ DU LIQUIDE RENDU.

1re Obs.		300 à 400 grammes.
2e	—	Mort rapide ; on ne parle que de l'écume.
3e	—	Un crachoir plein (environ 250 grammes).
4e	—	1re opération, 800 gr. ; 2e op., 1,000 gr. ; 3e op., 700 gr.
5e	—	Quelques grammes seulement.

6e Obs.		Un crachoir plein (environ 250 grammes).
7e	—	200 à 250 grammes.
8e	—	Le tiers d'un crachoir.
9e	—	Deux litres.
10e	—	Pas notée.
11e	—	De 4 à 600 grammes.
12e	—	De 4 à 600 grammes.
13e	—	Deux crachoirs et demi.
14e	—	Quatre crachoirs.
15e	—	Très-abondante; la quantité n'est pas marquée.
16e	—	250 grammes.
17e	—	Six crachoirs.
18e	—	Un crachoir et demi.
19e	—	Deux crachoirs.
20e	—	Deux crachoirs.

(On suppose qu'un crachoir contient de 200 à 250 grammes.)

Dans tous les cas où ce liquide a été examiné avec un peu de soin, on a noté trois caractères importants : sa coloration jaunâtre, la mousse qui le surmonte, et sa coagulation plus ou moins complète avec l'acide azotique. — Ces caractères cependant peuvent varier. Sa couleur est d'autant plus jaune, et la transparence d'autant plus parfaite, que l'expectoration est plus abondante et plus rapide; si celle-ci est lente et peu copieuse, les produits muqueux fournis par les bronches altèrent la couleur et la transparence du liquide, et le dépôt de ces produits finit par former une couche distincte au fond du vase.

La mousse qui surnage le liquide est ordinairement abondante et très-tenace.

La coagulation par l'acide azotique est tellement manifeste que le liquide semble se prendre en masse.

L'analyse du produit de l'expectoration n'a été faite

qu'une fois d'une façon complète, sur notre prière, par M. Bougarel, interne en pharmacie à la Pitié.

Il a examiné, non-seulement le liquide rendu par l'expectoration, mais comparativement celui qui fut extrait par la thoracentèse. Quoique cette analyse figure à la fin de l'observation 13, que nous devons à l'obligeance de M. Landrieux, nous allons la reproduire *in extenso* à cause de son importance. Elle comprend deux parties : d'une part, l'examen chimique des deux liquides, et l'autre l'examen microscopique des deux dépôts.

1° *Examen chimique.*

Le *liquide extrait par la thoracentèse* était assez limpide ; il tenait en suspension une petite masse flottante, formée par de la fibrine emprisonnant des globules sanguins. — Après filtration, il présentait une couleur ambrée et une réaction alcaline. — Traité par l'acide acétique, il a donné un précipité très-faible. — 100 centimèt. cubes précipités par le réactif de M. Méhu (solution alcoolique d'acides acétique et phénique) ont produit, après dessiccation, 1 gr. 61 d'albumine.

Le *liquide rendu par l'expectoration* était mélangé d'un grand nombre de mucosités. — Après filtration, il était limpide et légèrement coloré en rouge. Alcalin aux réactifs, il présentait une viscosité particulière. — Traité par l'acide acétique, il a laissé déposer une grande quantité de mucine. — La même quantité (100 c. c.) précipitée par le même réactif, a produit 1 gr. 42 d'albumine sèche, mais ce poids ne représente pas exactement l'albumine contenue dans le liquide, puisqu'il faudrait en retrancher le poids de la mucine qui s'y trouve mêlée, et qui n'a pu être dosée faute de liquide.

2° *Examen microscopique.*

L'examen microscopique du résidu qui restait adhérent au filtre après le passage du liquide expectoré, donna les résultats suivants :

Un grand nombre de cellules épithéliales pavimenteuses ;

Des globules purulents, petits, et en assez grande quantité ;

Des globules rouges ; les uns altérés et gonflés par le liquide ; d'autres parfaitement nets et sans déformation.

Le dépôt formé par le liquide de la thoracentèse ne contenait que des globules purulents et quelques globules sanguins.

Dans l'obs. 21, l'examen microscopique a seul été fait ; il n'a donné rien de notable.

III.

Circonstances qui ont précédé l'expectoration.

Il ne suffit pas de connaître tout ce qui peut se rapporter à l'expectoration albumineuse en elle-même, il faut encore analyser avec soin quels sont les phénomènes qui ont précédé, et surtout les particularités qui ont pu se rencontrer dans la marche et la nature de l'épanchement pleural. Cette étude permettra aussi de voir quelles sont les relations possibles entre cet accident et l'abondance de l'épanchement.

Un premier fait qui ressort de la lecture des observations, c'est l'abondance ordinaire du liquide pleurétique extrait par la ponction.

Sa quantité varie dans des limites assez grandes, mais la moyenne a presque toujours été de 2 litres à 2 litres 1/2. On trouvera dans le tableau suivant tous les détails relatifs à cette question.

QUANTITÉ DU LIQUIDE ENLEVÉ PAR LA THORACENTÈSE.

1re Obs.		1,200 gr.
2e	—	1,000 gr.
3e	—	2,500 gr.
4e	—	5,500 gr., 1re ponction ; 1,400, 2e p.; 800 3e p.
5e	—	5,500 gr.
6e	—	5,000 gr.
7e	—	3,000 gr.
8e	—	Pas notée.
9e	—	3,000 gr.
10e	—	Pas notée.

11e Obs. 2,000 gr.
12e — 2,000 gr.
13e — 2,000 gr.
14e — 2,000 gr.
15e — 2,000 gr.
16e — 1,500 gr.
17e — 3,500 gr.
18e — 3,000 gr.
19e — 2,500 gr.
20e — 3,000 gr.

Nous avons dit, en commençant, que dans la plupart des cas la ponction s'était passée sans accidents notables, sans trouble bien manifeste pour le malade, et que, même le plus souvent, celui-ci s'était déclaré fort soulagé.

En lisant les observations qui sont rapportées à la fin de ce travail, il semble qu'il n'en est pas toujours ainsi, et que parfois, au contraire, on a noté des complications plus ou moins graves ayant précédé l'expectoration et paraissant capables de la produire. Mais il est facile de faire voir que, pour la plupart, elles n'ont pu avoir une influence directe comme cause de cet accident.

Dans treize observations, l'opération a été des plus régulières, et s'il en est quelques-unes dans lesquelles rien ne fut noté à ce sujet, il est permis de supposer qu'aucun accident ne se produisit.

Dans l'observation 8, le malade présente un état syncopal vers le milieu de l'opération. Cet état, qui n'alla pas jusqu'à la syncope complète, n'a rien d'étonnant et est assez fréquent pendant la thoracentèse, surtout si ce sujet est affaibli et craintif. Le malade, du reste, eut des quintes de toux pénibles qui augmentèrent l'angoisse dans laquelle l'avait mis l'opération.

C'est donc plutôt la toux que l'état syncopal qu'i faudrait accuser d'avoir prédisposé le patient à l'expectoration du liquide quelque temps après l'opération.

Pour l'observation 3, on note le choc du poumon contre la canule pendant les quintes de toux; mais les médecins qui ont pratiqué des thoracentèses savent combien cet accident est fréquent, et combien aussi il est ordinairement exempt de complication; le seul inconvénient qu'on puisse lui reconnaître, est la douleur qu'il cause au malade. Nous avons vu souvent ce fait se produire en pratiquant des thoracentèses dans le service de M. Gambaud, à Saint-Antoine, et jamais les malades n'en furent longtemps incommodés.

Mais il est une autre complication notée dans les observations 6 et 16 : nous voulons parler de la sortie de l'air par la canule. C'est là, suivant nous, un accident plutôt apparent que réel, et, si pour quelques auteurs, pour M. Marrotte en particulier, le passage de l'air par la canule, constitue, malgré l'absence de pneumothorax, un signe de perforation pulmonaire, le plus grand nombre des médecins repousse cette interprétation. En effet, si de l'air venait à s'épancher dans la cavité pleurale, il aurait plus de tendance à gagner les parties supérieures du thorax et à former un pneumothorax, qu'à s'engager dans la canule qui occupe un point déclive. Aussi, doit-on éliminer l'interprétation donnée dans l'observation 6, d'autant plus qu'il n'est sorti que quelques bulles de gaz.

Le fait que nous devons à l'obligeance de M. Vulpian paraît plus embarrassant, à cause de la quantité de gaz (1[2 litre environ), mais nous trouvons une explication très-rationnelle de ce phénomène dans ces paroles de M. le professeur Béhier (1) :

« Quand, sous l'influence de l'aspiration, vous avez vu affluer dans le récipient de l'appareil la sérosité qui sortait de la plèvre, vous avez remarqué qu'une quantité considérable de bulles très-fines et assez pressées les unes contre les autres, venaient se former à la surface du liquide. Quelques-uns de ceux qui étaient présents avaient même craint que ce ne fût là de l'air sortant du poumon déchiré ou lésé par le trocart. Il n'en est rien. Si ces bulles étaient produites par de l'air échappé du poumon, elles seraient plus volumineuses, seraient moins uniformément régulières dans leur développement, elles se produiraient par bouffées, par saccades. Non ; le phénomène a été observé il y a déjà longtemps, et ces bulles ne sont autre chose que le résultat de l'évaporation des gaz contenus dans la sérosité, évaporation que le vide sollicite, comme vous le voyez pour l'eau placée sous le récipient de la machine pneumatique. Il n'y a donc là rien qui doive vous alarmer. »

Ce n'est là qu'une simple hypothèse, qui deviendrait une certitude si l'on analysait les gaz contenus dans l'appareil Potain à la fin d'une thoracentèse, après cet accident. En effet, ces gaz ne sauraient avoir la même composition que l'air atmosphérique, s'ils étaient en dissolution dans le liquide pleural.

La *nature* et l'*âge* de l'épanchement ne paraissent pas avoir influé beaucoup sur la production de l'expectoration. Dans plus des trois quarts des cas, on avait

(1) Pleurésies à épanchements modérées. Thoracentèse. Leçon par M. le professeur Béhier recueillie par MM. Liouville et Landrieux.

affaire à des pleurésies aiguës. — Les autres étaient des affections de nature hydropique résultant d'une maladie du cœur. La thoracentèse ne fut pratiquée pour les pleurésies que vingt ou trente jours, en moyenne, après leur début. (Voir le tableau.)

NATURE ET AGE DE L'ÉPANCHEMENT.

1re Obs.	Pleurésie franche, aiguë, datant de quinze jours.
2e —	Pleurésie aiguë datant de vingt jours.
3e —	Epanchement de nature hydropique probablement, datant de quatre semaines.
4e —	Hydrothorax double par affection cardiaque; temps indéterminé.
5e —	Pleurésie aiguë datant de vingt-quatre jours.
6e —	Pleurésie aiguë datant de vingt-trois jours.
7e —	Pleurésie aiguë de date indéterminée.
8e —	Pleurésie aiguë datant de vingt-quatre jours.
9e —	Pleurésie aiguë datant de cinq semaines.
10e —	
11e —	Pleurésie aiguë datant de quinze jours.
12e —	Pleurésie aiguë datant de vingt jours.
13e —	Hydrothorax de temps indéterminé.
14e —	Pleurésie aiguë d'âge mal indiqué.
15e —	Pleurésie aiguë datant de six semaines.
16e —	Pleurésie aiguë datant de sept semaines.
17e —	Pleurésie datant de près de six mois.
18e —	Pleurésie aiguë datant de vingt jours.
19e —	Pleurésie aiguë de date indéterminée.
20e —	Pleurésie aiguë datant de deux mois.

Le côté de l'épanchement et la nature de l'appareil employé ne paraissent avoir aucune part dans la production de l'accident.

Il n'en est plus de même des deux circonstances accessoires qu'il nous reste à examiner et auxquelles on pourrait attribuer le phénomène que nous étudions. Nous voulons parler de la *rapidité avec laquelle s'écoule le liquide pleural* et les *affections du cœur concomitantes.* Dans toutes les observations, la soustraction de l'épanchement se fit d'une manière très-rapide et continue. On comprend combien le déplissement brusque d'un poumon, depuis longtemps comprimé, devait faciliter l'irritation produite par le contact de l'air sur les parois alvéolaires. Nous verrons, plus loin, comment cette irritation peut servir à expliquer la production du liquide.

L'*affection du cœur* est notée et évidente dans tous les cas où l'épanchement était de nature hydropique (obs. 3, 4, 13 et 16); mais dans les pleurésies elle n'existait pas ou ne fut pas signalée. On voit donc qu'on ne peut pas la considérer comme prédisposant à l'accident. Telle était pourtant l'opinion de plusieurs auteurs, mais cette simple remarque suffit à la détruire. Le fait de la déviation du cœur, dans les pleurésies gauches, fait signalé dans plusieurs de nos observations, est trop fréquent pour qu'on puisse lui faire jouer un rôle étiologique.

Diagnostic. — Le phénomène dont nous parlons est un fait rare, qu'il ne faudrait pas confondre avec cette sécrétion bronchique, rapportée par les auteurs sous le nom de bronchorrée, et qui peut survenir aussi à la suite de la thoracentèse. Ce dernier accident, accompagné de congestion pulmonaire, est en tout point semblable à la bronchorrhée simple décrite par M. Gintrac dans le Dictionnaire de médecine et de chirurgie pratiques. Râles sous-crépitants fins, perçus dans toute l'étendue du poumon. Expectoration de crachats incolores, plus ou moins mélangés d'air, quelquefois très-abondants : tels sont d'après lui, les symptômes de cette affection.

Le véritable caractère différentiel entre la bronchorrée et l'expectoration albumineuse tel que nous l'étudions est le précipité donné par l'acide azotique. Les produits de sécrétion bronchique, en effet, ne contiennent pas d'albumine et ne précipitent que par l'acide acétique à cause de la présence de la mucine.

L'absence de détails sur la nature du liquide ne nous permet pas de faire rentrer dans les faits que nous signalons, certaines observations, dans lesquelles après la thoracentèse est survenue l'expectoration d'une certaine quantité de liquide.

Ce sont, entre autres, une observation de M. Levieux (1) et une seconde rapportée dans la thèse de M. Lafosse (2). Nous ajouterons que ce dernier a rapporté à une bronchorrée tous les cas dont nous parlons. Or, cette interprétation nous paraît inadmissible.

(1) Mémoires et Bulletins de la Société médicale de Bordeaux, 1867, Page 374.

(2) Lafosse. Thèse 1872, page 37.

IV.

Des différentes hypothèses qui peuvent servir à expliquer cette expectoration.

Tous les médecins qui virent se produire cet accident quelque temps après l'opération de la thoracentèse, ceux surtout qui purent le constater, alors qu'il s'accompagnait de phénomènes pénibles pour le malade, furent frappés de la bizarrerie de cette expectoration. En effet, le liquide est bien semblable à celui de la pleurésie et paraît tout d'abord venir de la cavité pleurale, mais cette période de repos qui précède l'expectoration, les symptômes de congestion du poumon survenant brusquement, en un mot tout cet ensemble de phénomènes insolites, éveillèrent l'attention.

Quelques auteurs signalèrent le fait, dans leurs observations, mais sans y insister, d'autres donnèrent de suite une explication, mais sans chercher à prévoir les objections nombreuses qui pouvaient être faites ; enfin quelques autres plus timorés, en face de plusieurs interprétations possibles, restèrent dans une réserve prudente.

Aussi nous allons passer successivement en revue les différentes explications qui en furent données dans les travaux précédents. A propos de chacune d'elles, nous examinerons les faits qui peuvent leur être favorables ou ceux qui au contraire doivent les faire rejeter. Enfin, nous terminerons en essayant de donner une solution à cette question intéressante.

Nous rangeons tout d'abord sous quatre chefs différents, les diverses opinions émises sur ce sujet :

1° Perforation par le trocart.

2° Perforation spontanée.

3° Résorption du liquide restant de la thoracentèse.

4° Transsudation du liquide séro-albumineux, à travers les parois alvéolaires, par le fait d'une congestion pulmonaire rapide.

Ire EXPLICATION. — MM. Woillez et Marrotte n'hésitent pas à expliquer cet accident par la perforation du poumon au moyen du trocart. Ils vont même plus loin ; pour eux, pour M. Woillez surtout, l'examen de ce liquide rendu quelque temps après la thoracentèse serait un moyen de diagnostiquer la perforation.

Or, nous devons le dire de suite, nous n'admettons aucunement cette interprétation, et malgré l'autorité des auteurs que nous venons de citer, nous chercherons à soutenir une tout autre opinion.

Plusieurs raisons nous forcent à ne pas accepter l'explication de ces auteurs.

D'abord, rien dans les observations qu'ils ont rapportées ne prouve qu'une perforation du poumon ait été produite par le trocart.

Ensuite, cette perforation est presque impossible à produire lorsque l'épanchement est abondant, et c'est le cas qui est présenté dans presque tous les faits que nous avons pu réunir. Enfin, nous rapportons plusieurs observations qui démontrent assez clairement qu'il n'y a pas eu de lésion par l'instrument.

Quels sont en effet les symptômes ordinaires et indiqués par la plupart des auteurs, d'une perforation pulmonaire accidentelle?

La sortie de quelques gouttes de sang par la canule; l'expectoration plus ou moins sanguinolente au début ou à la fin de l'opération; la douleur indiquée par le malade, enfin, quelquefois un pneumothorax plus ou moins étendu.

Or, nous ne trouvons aucun de ces symptômes notés dans les observations. Seraient-ce les quintes de toux, survenant pendant l'écoulement du liquide, qui pourraient faire admettre cet accident? Mais, ces quintes de toux sont tellement fréquentes pendant l'opération, surtout quand elle est pratiquée par le procédé de Reybard, avec écoulement rapide du liquide, qu'on ne saurait en tenir compte ici.

L'observation de M. Woillez et celle de M. Vulpian pourraient seules faire admettre ce genre de lésion. Mais, nous l'avons déjà indiqué plus haut, l'absence de pneumothorax, et la façon dont le gaz est sorti font rejeter cette interprétation.

Nous avons une dernière objection a faire à l'opinion de MM. Woillez et Marrotte.

Comment expliquer que la sortie du liquide par les bronches n'ait lieu, dans la plupart des cas, qu'au moins un quart d'heure où une demi-heure après la fin de l'opération, quelquefois même plus tard?

L'observation de M. Béhier démontre clairement qu'il n'y a pas eu de perforation du poumon; les précautions qu'il a prises pour les deux dernières ponctions le prouvent suffisamment. En effet, il n'enfonce le trocart que de 4 centimètres à peine. Et du reste, il appuie lui-même sur ce fait, lorsqu'il dit :

« Est-ce que quatre fois, à droite comme à gauche, « j'aurais eu la malchance de léser le poumon? »

Dans l'observation (obs. 1) que nous rapportons, il est certain que d'après les précautions que nous avons prises, on ne peut supposer une lésion du poumon : rien du reste ne vint l'indiquer. Dans ce cas, on a recherché à l'autopsie la perforation possible sans rien constater.

Nous pourrions en passant en revue chacune des observations, démontrer de même qu'il n'y a pas eu de lésion possible.

Pourrait-on expliquer la piqûre du poumon par le choc qu'il éprouve contre la canule en se dilatant?

Dans le fait de M. Bucquoy (obs. 3), le choc contre la canule est bien indiqué, mais il ne paraît avoir eu aucune influence sur la sortie du liquide.

Du reste, on ne comprendrait guère cette déchirure avec la canule du trocart ordinaire qui est mousse, ni avec la canule capillaire *sans pointe* dont s'est servi M. Béhier.

On sait de plus que la piqûre du poumon est ordinairement inoffensive, et lorsqu'elle a été notée d'une façon certaine avec les signes ordinaires, elle ne paraît pas s'être accompagnée de la sortie du liquide par les bronches.

M. Dieulafoy, dans une brochure récente, dit (1) : « Plusieurs fois j'ai été témoin de la piqûre du poumon « et dans aucune circonstance, je n'ai vu survenir le « moindre accident. »

2e EXPLICATION. — La seconde est celle de la perforation spontanée.

(1) Béhier. Bulletin de l'Académie. Séance du 30 juillet 1872. P. 724.

(2) Dieulafoy. Du diagnostic et du traitement des épanchements de la plèvre par aspiration, 1812: p. 15.

M. Béhier (1) a bien essayé dans le courant de son discours de donner cette explication : « J'ai pensé plu-« tôt, que peut-être il s'était produit une fistule bron-« chique du côté gauche, fistule que la dilatation du « poumon lors des ponctions du côté gauche avait rou-« verte à chaque nouvelle dilatation. »

Mais à la fin, il semble complètement l'abandonner, puisqu'il dit (2) :

« M. Béhier répond qu'il a rapporté ce fait tel qu'il « l'avait observé. Quant à l'explication, il ne voit pas « celle qu'on pourrait donner..... »

Nous pourrions rejeter aussi cette hypothèse, aucun fait ne lui étant favorable : l'absence seule de pneumothorax suffirait pour la faire abandonner. — Voyons, en effet, ce qui se passe dans les mouvements respiratoires exagérés, qui succèdent à l'écoulement du liquide.

Lorsqu'une certaine quantité de l'épanchement est évacuée, il se fait dans la cavité pleurale une tendance au vide, dont le résultat est double pour le poumon. S'il est sain, à chaque inspiration il aura une tendance à prendre la place abandonnée par le liquide, car la plèvre ne peut pas rester vide. S'il est perforé au contraire, que va-t-il se passer? A chaque inspiration la tendance au vide dans la poitrine va attirer l'air des vésicules pulmonaires ; celui-ci va donc pénétrer dans la cavité pleurale, et le poumon, dont l'élasticité pourra être satisfaite, reviendra contre le médiastin.

Par le fait même de ce retrait la perforation qui donne issue à l'air doit s'oblitérer, à moins que les ad-

(1) Béhier. Bulletin de l'Académie. Séance du 30 juillet 1872. P. 724.
(2) Béhier. Bulletin de l'Académie. Séance du 30 juillet 1873. P. 724.

hérences ne l'immobilisent, et alors l'air continuera à pénétrer dans la poitrine. Enfin, si par impossible, ce passage du liquide à travers les bronches, pouvait avoir lieu, ne serait-ce pas immédiatement, et non pas après un temps plus ou moins long comme c'est le cas le plus fréquent.

Théoriquement, nous l'avons vu, il devrait se produire dans ce cas un pneumothorax s'il y avait une perforation pulmonaire. Ce n'est pas là une simple hypothèse, nous en trouvons la preuve dans l'observation suivante de M. Moutard-Martin, dans ses leçons sur la thoracentèse.

« J'avais affaire, dit M. Moutard-Martin, à une jeune fille de 22 ans, forte en apparence, mais toussant un peu depuis quelque temps, et issue de parents tuberculeux ; cependant, je dois dire qu'il n'y avait pas chez elle de signes évidents de tuberculisation.

Elle avait, à droite, un épanchement qui détermina des accès de suffocation ; je fis la thoracentèse : après l'issue d'un litre et demi de liquide, la malade fut prise subitement d'un accès de toux très-violent, et au troisième éclat de toux, la baudruche fut brusquement proetée en donnant passage à un flot d'air venu de la cavité thoracique. J'avoue que je fus terrifié ; j'appliquai promptement le doigt sur l'orifice de la canule pour me donner le temps de réfléchir sur la cause de cet accident, car j'avais la certitude qu'il n'était pas entré d'air. Je confiai la canule à un aide qui eut soin d'en boucher l'orifice avec le doigt et j'examinai la poitrine de la malade.

Au-dessus du niveau du liquide, je trouvai de la

résonnance tympanique, du souffle et de la voix amphoriques; au sommet, j'entendis du gargouillement dans un point très-limité. Il y avait donc là une petite caverne, et l'autopsie vint quelques jours plus tard vérifier notre diagnostic, car nous avons trouvé une caverne très-superficielle, sous-pleurale, du volume d'un petit pois, et dans son voisinage quelques tubercules crus. Or, voici ce qui s'était passé pendant l'opération : cette caverne superficielle n'étant plus comprimée par le liquide, avait éclaté dans un effort de toux et il s'était fait sous mes yeux un pneumothorax. »

Dans ce cas, il y eut perforation du poumon, entrée de l'air dans la plèvre, et issue de l'air par la canule.

A cette hypothèse de la perforation spontanée du poumon, on peut encore objecter que cet organe se perfore difficilement et encore dans certaines conditions, principalement lorsqu'il y a des lésions tuberculeuses superficielles. C'est ce qui est arrivé chez la malade de M. Moutard-Martin.

Mais la plupart des malades cités dans nos observations n'étaient pas tuberculeux et plusieurs avaient des épanchements produits par une affection du cœur. Dans les deux autopsies qui y sont rapportées, on ne signale pas de tubercules du poumon. Du reste, la plèvre viscérale, très-épaissie par la production de fausses membranes, doit, dans ces cas, être un obstacle sérieux à la perforation.

On pourrait, il est vrai, objecter que la rupture d'une vésicule pulmonaire superficielle peut se produire surtout quand on aspire le liquide; mais on peut répondre qu'en beaucoup de cas, la thoracentèse a été pratiquée avec le trocart ordinaire sans aspiration et qu'alors le poumon se déplissait en vertu d'une force minime.

Heyfelder et Cruveilhier ont bien cité quelques observations de pleurésies dans lequelles une partie de l'épanchement séreux fut expulsé par des efforts d'expectoration ; mais ces faits qui se sont passés en dehors de la thoracentèse ne peuvent être assimilés à ceux que nous rapportons.

Il est clair que si à la suite de ces accidents on avait constaté d'une façon bien nette à l'autopsie une perforation du poumon, cette explication prendrait une très-grande probabilité. Dans l'un des deux cas de mort (obs. 2), la perforation n'a pas été recherchée ; dans l'autre qui nous est personnelle, aucune perforation n'a pu être trouvée.

On voit par cette discussion, que l'hypothèse de la perforation spontanée n'est rien moins que démontrée. Nous y reviendrons du reste dans nos conclusions.

3e EXPLICATION. — Le liquide restant dans la plèvre serait résorbé par le poumon, et passant à travers les parois alvéolaires cheminerait dans les bronches pour être rejeté.

Quoique à peine formulée par les auteurs, cette opinion qui paraît très-rationnelle demande à être discutée sérieusement. Voyons donc par quel mécanisme on pourrait expliquer le passage du liquide dans la trachée sans lésion du poumon, et nous montrerons en même temps comment la physiologie pourrait venir à notre aide.

Etablissons d'abord ce fait que la plèvre absorbe : M. Béclard, dans son article *Absorption*, du Dictionnaire encyclopédique (1), s exprime ainsi : « La lenteur de la résorption des liquides *anormalement* épanchés dans les cavités séreuses chez l'homme ne peut en aucune façon donner l'idée de ce qui se passe chez un animal bien portant auquel on injecte un liquide dans un sac séreux. Ce liquide disparaît promptement, et il est probable que si l'expérience pouvait être tentée chez l'homme physiologique, il en serait de même.

« Lorsqu'on injecte un demi-litre d'eau dans les plèvres ou dans le péritoine d'un chien, au bout de quelques heures cette eau a disparu. Les plèvres s'en débarrassent plus rapidement que le péritoine, probablement à cause du voisinage des poumons, organes exceptionnellement vasculaires. »

Magendie avait fait des expériences très-probantes avec des liquides de diverses natures et arrivait à la même conclusion.

Donc, la plèvre absorbe le liquide placé dans sa cavité, et c'est probablement à cause du voisinage du poumon.

Mais pourquoi ce phénomène ne se produit-il pas quand l'épanchement existe?

D'abord parce que la cause qui a produit le liquide persiste encore, ensuite parce que le poumon étant refoulé par l'épanchement, les vésicules étant aplaties, les vaisseaux sont imperméables et la résorption est impossible ; mais que sous l'influence de la soustraction du liquide, le poumon se déplisse, les vaisseaux redeviennent perméables et le liquide pourra être résorbé assez rapidement.

On comprend, en suivant ainsi le phénomène pas à

(1) Dictionnaire encyclopédique des sciences médicales. P. 229.

pas, que cette résorption puisse avoir lieu, au moins dans certains cas, lorsque la plèvre pulmonaire n'est pas trop épaissie par les fausses membranes.

On peut admettre même à la rigueur que le liquide trouve dans cette circulation nouvellement établie et dont la tension doit être faible, une cause adjuvante de résorption; mais comment expliquer alors la suite du phénomène, c'est-à-dire le passage du liquide dans les vésicules pulmonaires et de là dans les bronches?

Ici, l'explication est impossible. De quelque façon qu'on interprète l'anatomie du poumon, la physiologie de l'absorption et de la circulation combinées, on n'arrive qu'à cette conclusion : c'est que le liquide passe dans les vaisseaux et est entraîné dans la circulation générale. L'absorption se ferait donc, dans ce cas, comme celle des liquides par les veines des villosités intestinales.

On pourrait peut-être admettre qu'une certaine quantité passant entre les mailles des vaisseaux serait reçue directement dans les vésicules.

Mais alors, en vertu de quelle force et par quel mécanisme?

Pourquoi le phénomène ne se produirait-il pas chaque fois que le poumon se trouve dans des conditions analogues, et le cas est fréquent?

Autant de questions que nous ne pouvons résoudre et qui nous forcent à rejeter cette explication.

Le fait de M. Béhier, qui seul pourrait être favorable à cette hypothèse à cause de la diminution du liquide du côté opposé à la thoracentèse pendant que se produisait l'expectoration, peut recevoir, selon nous, une autre interprétation.

En effet, cette diminution du liquide du côté opposé à la thoracentèse n'a été signalée qu'après la première ponction; de plus, elle n'a été réellement indiquée que le lendemain matin, vingt-quatre heures après l'opération. Par conséquent, comme nous l'avons dit plus haut, le liquide a pu être résorbé simplement sans qu'on ait le droit de faire intervenir l'expectoration.

Il s'agit, en effet, d'un hydrothorax sous l'influence d'une affection du cœur; or, on sait combien ces épanchements sont soumis aux variations de pression vasculaire, souvent brusques, que produit un changement dans la tension du système circulatoire. Nous savons aussi que la saignée, les vésicatoires, les purgatifs drastiques ont une grande influence sur l'abondance de ces épanchements purement mécaniques.

De plus, nous voyons dans l'observation de M. Béhier, la soustraction de 800 grammes de liquide par la thoracentèse et de la même quantité par l'expectoration, produire une dépression du système circulatoire bien capable d'expliquer la résorption du liquide du côté opposé; ajoutons encore qu'on indique nettement la disparition ou au moins la diminution de l'anasarque à la suite de cette ponction.

Toutes ces raisons nous font rejeter cette troisième explication.

4e EXPLICATION. — M. Hérard, dans une des séances de l'Académie de médecine (1), en parlant de cet accident, s'exprime ainsi :

(1) Bulletin de l'Académie de médecine. Séance du 30 juillet 1872. P. 729.

« On pourrait peut-être expliquer le fait de M. Béhier de la manière suivante : quand le poumon a été longtemps comprimé par un épanchement, au moment où, par suite de l'expulsion du liquide, il reprend ses dimensions normales, il se fait dans cet organe une sorte de poussée séreuse ou séro-sanguine qui peut donner naissance à une certaine quantité de sérosité : c'est cette sérosité qui est expulsée par les bronches. » Ainsi il a vu plusieurs fois des malades ponctionnés, et chez qui on ne constatait plus de traces d'épanchement, rendre, une demi-heure ou une heure après l'opération, 500 ou 1000 grammes d'un liquide qui certainement ne venait pas des plèvres ; il croit que dans ce cas, le liquide est produit par un afflux du sang dans le poumon et ne résulte pas d'une perforation de cet organe.

Cette explication énoncée d'une façon si claire par M. Hérard est certainement celle qui paraît la plus rationnelle, surtout pour ceux qui ont été témoins d'un cas d'expectoration bien caractérisé : cette hypothèse devient de plus en plus certaine, quand on tient compte de l'époque à laquelle l'expectoration commence et de la façon dont elle se produit.

Pinault, qui le premier signale des faits de cette nature, non-seulement donne déjà cette explication, mais de plus, il croit le phénomène favorable à la résorption du liquide à cause de la détente de la tension artérielle.

M. Moutard-Martin, qui a bien voulu nous donner l'observation 9, admet la même interprétation.

Mais avant d'admettre cette opinion, quelque séduisante qu'elle soit, il faut voir si cette transsudation de liquide albumineux, à travers la paroi alvéolaire, est explicable par la *physiologie* et les phénomènes pathologiques.

Tous les auteurs qui ont pratiqué la section des deux pneumogastriques, ont noté dans la plupart des cas, un phénomène qui peut servir à appuyer cette dernière explication. Il s'agit de l'accumulation de sérosité dans les bronches et même de son expulsion par la bouche, après la section des deux vagues.

Voici comment Longet (1), dans son traité de physiologie, s'exprime à ce sujet : « Beaucoup d'observateurs, ayant eu occasion de couper les nerfs pneumogastriques, ont reconnu, après la mort, la présence d'un épanchement écumeux dans les bronches et d'un engorgement sanguin du tissu pulmonaire. »

Il renvoie ensuite, pour l'étude plus approfondie de ces faits, à son livre de physiologie du système nerveux (2).

Dans celui-ci, il insiste sur les deux produits de secrétion qu'on rencontre dans les bronches à la suite de la section des vagues. L'un n'est que du mucus bronchique ; l'autre, le plus abondant, est de la sérosité, résultat de l'opération.

Plus loin, il ajoute (page 304) :

« L'accroissement anormal du fluide bronchique provient, selon nous, non pas surtout de la suppression ou de l'oblitération partielle, de leurs voies éliminatoires, mais de ce que, aux mucosités vient s'adjoindre de la sérosité anormalement exhalée, par suite de la gêne qu'éprouve la circulation pulmonaire et de la

(1) Longet. Traité de physiologie, 1869. T. III. P. 339

(2) Longet. Traité d'anat. et phys. du syst. nerveux T. II. P. 302.

congestion passive que cette gêne occasionne. Du reste, nous avons déjà fait observer que de la sérosité se produit également dans les autres parties du corps soumises aux mêmes conditions pathologiques. »

Claude Bernard (1) parle aussi de la congestion pulmonaire et du liquide accumulé dans les bronches.

Nous pourrions multiplier les citations et les opinions des auteurs, mais toutes arrivent au même résultat.

Ainsi, un premier fait établi est celui de l'hypersécrétion d'un liquide séreux dans les alvéoles pulmonaires et les bronches, par paralysie probable des vaisseaux après la section des pneumogastriques (hyperémie, névro-paralytique de Schiff). Il est bon d'ajouter que ce résultat n'existe pas dans tous les cas chez les chiens adultes. Il paraît survenir plus fréquemment chez les chiens très-jeunes (après l'ouverture préalable de la trachée); Claude Bernard et Longet insistent beaucoup sur ces différences.

Si nous ouvrons les deux traités de pathologie les lus précents, ceux dans lesquels les auteurs ont essayé de faire concorder les phénomènes pathologiques avec la physiologie normale, nous trouvons des passages intéressants se rapportant à notre sujet.

Laissons d'abord parler Niemeyer (2). Après avoir divisé les hyperémies du poumon en actives et passives, il ajoute :

« Nous avons vu que le gonflement et l'imbibition des muqueuses, que la sécrétion augmentée et modifiée

(1) Cl. Bernard. Cours de médecine du Collége de France. Syst. nerveux, 1858. T. II. P. 352.

(2) Niemeyer. Eléments de pathologie et de thérapeutique. Trad. Culmann et Sengel, 1865. T. I. P. 129.

qui s'y trouve, sont les suites constantes de l'hyperémie de ces organes. Les mêmes phénomènes s'observent dans tous les cas d'hyperémie considérable des alvéoles : ici aussi, les parois gonflent, deviennent plus humides, plus imbibées, mais la sécrétion ou pour mieux dire, la transsudation, qui se produit en même temps dans les alvéoles, se distingue de celle de la muqueuse bronchique, en ce qu'elle est *liquide* et *séreuse.* »

« Si l'on pense que les glandes muqueuses deviennent plus rares dans les petites bronches et qu'elles manquent dans les alvéoles, où un épithélium incomplet et pavimenteux couvre seul la membrane amorphe; on comprendra que la sécrétion des alvéoles doit nécessairement se distinguer de celle de la muqueuse bronchique.

« Tandis que dans d'autres organes, on désigne par œdème, une transsudation séreuse dans l'intérieur des tissus seulement, on entend par *œdème pulmonaire*, les seuls cas où le produit transsudé dans les mailles des parois, est associé à un exsudat sur les surfaces libres, c'est-à-dire à un épanchement dans les alvéoles. »

Cette citation de Niemeyer, quoique un peu longue, nous fait voir que cet auteur formule bien nettement la physiologie pathologique de l'œdème pulmonaire, avec sortie d'un liquide séreux par transsudation dans les alvéoles.

Quand il parle ensuite des symptômes de ces hyperémies, il a soin de montrer qu'il est impossible de différencier ceux de l'œdème passif de ceux de l'hyperémie active. Puis en parlant (page 133) des crachats caractéristiques de ces affections, il ajoute :

« Il n'arrive jamais ou il est très-rare, qu'une sécrétion d'une nature aussi liquide soit éliminée seulement par la muqueuse des bronches, et c'est avec raison qu'on a considéré comme d'un mauvais pronostic une expectoration abondante, liquide, transparente, lorsqu'elle remplace les crachats visqueux et rares des malades atteints de pleurésie. »

M. Jaccoud, à l'exemple de Niemeyer, rapproche l'œdème de l'hyperémie ou congestion, qu'elle soit active ou passive ; et il dit ensuite :

« Constitué par un exsudat séreux dans les parois et à la surface libre des alvéoles, l'œdème est la suite constante et nécessaire de toute congestion pulmonaire d'une certaine durée ; il a donc pour cause toutes les formes de l'hyperémie (active ou passive) qui viennent d'être énumérées, mais elles ne les produisent pas toutes avec la même intensité. Les fluxions collatérales et les stases sont de beaucoup les plus puissantes. »

On peut faire rentrer dans les congestions pulmonaires indiquées par ces auteurs, celle qui est consignée dans l'observation suivante que nous devons à l'obligeance de MM. Bucquoy et Brouardel.

OBSERVATION INÉDITE.

Le samedi matin 11 janvier, M. C..., âgé de 16 ans, se présentait à la consultation des médecins de Ste Barbe, se plaignant d'un léger malaise et de courbature. Il les attribuait à une imprudence qu'il aurait commise la vellle en buvant une assez grande quantité d'eau froide après s'être échauffé en s'amusant.

Au moment où il se présentait à la consultation, il n'avait encore ni fièvre ni symptômes bien définis ; toutefois, on le fit monter à l'infirmerie et mettre au lit à cause de son malaise.

Le soir il était dans le même état, les pommettes étaient seulement un peu rouges, mais il n'y avait pas de fièvre. Quoiqu'il ne toussât point et que la respiration fût parfaitement libre, il fut ausculté avec soin et on ne trouva rien d'anormal du côté des voies respiratoires.

Le lendemain, rien de bien nouveau, et le malade resta dans des conditions en apparence favorables jusque dans la soirée du dimanche. Vers neuf heures du soir, se manifesta une sécrétion bronchique excessivement abondante qui s'accompagnait d'un crachottement continuel et de bruits trachéaux de grande intensité.

Cependant le malade ne se plaignait pas, n'avait pas de dyspnée et gardait le décubitus dorsal.

On trouve 28 respirations par minute, le pouls calme et régulier marquait 76 pulsations. La peau était fraîche; enfin (et ce fait même est étonnant), il ne toussait pas. Un seul point manifeste était un accablement assez profond. A l'auscultation, des râles muqueux fins très-abondants disséminés s'étendaient dans toute l'étendue des deux poumons. Pas de modification dans la sonorité à la percussion.

Dès que ces accidents se manifestèrent, un vomitif fut immédiatement administré et eût pour résultat l'évacuation d'une grande quantité de mucosités. En même temps, cette médication fut suivie de l'administration par cuillerées, d'heure en heure, d'une potion antispasmodique et sédative. Ce fut alors qu'on remarqua que l'enfant avalait avec difficulté.

La gorge examinée avec soin ne présentait cependant rien d'anormal.

Bien que la nuit eût été assez calme, le lendemain (lundi) l'intensité des phénomènes thoraciques, la brusquerie de leur développement, l'accablement du jeune malade, le défaut de concordance entre ces symptômes d'une gravité évidente avec l'état presque normal de la respiration et de la circulation, avaient préoccupé vivement celui de nous qui avait été appelé le premier à lui donner des soins.

Le matin (lundi), sept heures et demie, nous le vîmes tous deux en consultation.

Les conditions dans lesquelles se trouvait le malade étaient encore identiquement celles qui viennent d'être décrites. La sécrétion bronchique, toujours aussi abondante, l'accablement toujours le même. Mais une légère cyanose commençait à se montrer aux lèvres; le pouls conservant toujours le même calme apparent.

On nota toutefois quelques irrégularités du cœur, non persistantes, sans que cet organe présentât de bruit anormal.

L'examen le plus complet de chaque appareil fut fait avec le plus grand soin. Le cerveau, les fonctions digestives, ne décélèrent absolument aucun trouble. L'intelligence était parfaite, les pupilles égales; pas de vomissements, un peu de constipation, pas d'albumine dans l'urine. Tous ces signes évidents d'une congestion pulmonaire avec catarrhe suffocant et le peu d'amendement obtenu par la médication jusque-là employée, nous fit recourir à l'application des ventouses sèches, au nombre de 25. 10 furent appliquées à droite, et 15 à gauche où le phénomène était plus accusé.

En outre, une potion, additionnée de 5 centigrammes de tartre stibié et de 30 grammes de sirop diacode, fut administrée comme la potion de la nuit précédente.

Le caractère insidieux de cette maladie nous engagea à surveiller le malade de très-près.

Vers midi, l'enfant était couvert d'une sueur froide et présentait les signes évidents d'une cyanose avancée. Il y avait cependant une modification notable dans la circulation, la respiration; la voix était seulement faible et les réponses difficiles.

Voyant cet état s'aggraver aussi rapidement, nous jugeâmes qu'il était prudent d'appeler auprès de nous un médecin en consultation. Mais à peine avions-nous donné des ordres nécessaires pour aller chercher M. Vigla, le malade fut pris d'une syncope subite et succomba en quelques instants. L'autopsie ne fut pas faite.

Réflexions. — Pour nous, malgré le caractère insolite de la maladie et la soudaineté des accidents, nous ne doutons pas que M. C... ait été atteint de congestion pulmonaire, ayant eu pour conséquence un catarrhe suffocant

Quant à la rapidité de la terminaison, nous devons la rapporter à la paralysie consécutive des organes affectés, et dont l'exsudation pulmonaire et la syncope ont été la conséquence.

Il existe un dernier point de rapprochement entre le liquide fourni par ces expectorations et celui de l'œdème, c'est la présence dans l'un et dans l'autre de l'albumine. Par conséquent on pourrait expliquer la production de ce liquide, par un véritable œdème du poumon. Du reste, nous voyons M. Robin, dans son Traité des humeurs (page 451), indiquer nettement ce mécanisme, quand il dit que le réseau capillaire de la surface des alvéoles peut, sous l'influence d'une congestion, soit temporaire. soit permanante, laisser exsuder une certaine quantité de liquide. Et il établit la distinction entre ce liquide, analogue à celui de l'œdème en général, et le mucus secrété par les glandes bronchiques.

Tels sont les principaux faits de physiologie et de physiologie pathologique qui pourraient servir à établir d'une façon rationnelle cette dernière explication.

Nous avons fait à l'amphithéâtre des hôpitaux quelques expériences tendant à confirmer la même opinion.

Ces expériences peuvent se diviser en trois séries. Dans les unes, après la section du pneumogastrique, nous avons pu constater des phénomènes analogues à ceux indiqués par Longet; mais rarement l'abondance du liquide expectoré a été considérable. Dans d'autres expériences, nous avons cherché à irriter la muqueuse des bronches et les surfaces des alvéoles en faisant respirer à des chiens et à des lapins un gaz fortement irritant.

Le chlore, que nous avons surtout employé, a produit des phénomènes d'irritation très-nets, qui ont laissé après eux une bronchite assez intense. Mais jamais nous n'avons pu constater une expulsion de liquide un peu abondante.

Enfin pour mettre des animaux dans des conditions à peu près analogues à celles d'un malade auquel on a pratiqué la thoracentèse, nous avons fait une dernière série d'expériences.

Notre intention était de faire rétracter le poumon contre le médiastin, de l'y maintenir ainsi pendant un certain temps, puis le faire revenir rapidement à son volume primitif et de voir si, au moment de son déplacement, il se produisait des phénomènes de congestion et d'œdème. Les injections d'eau et même d'*eau albumineuse* dans la plèvre n'ont donné aucun résultat à cause de l'absorption rapide de ces liquides. Les chiens soumis à ces injections présentaient seulement une pleurésie aiguë sans épanchement. Il n'en fut pas de même du pneumothorax latéral. Sur deux chiens, après avoir perforé une côte, et placé une canule à demeure dans l'ouverture, nous avons pu entretenir le pneumothorax pendant quarante-huit heures. La canule à demeure était indispensable, car on sait combien le pneumothorax est fugitif chez le chien lorsque la perforation de la poitrine vient à s'oblitérer. Au bout de quarante-huit heures donc, et nous ne pouvions pas prolonger davantage l'expérience, car d'autres chiens dans les mêmes conditions étaient morts au bout de deux jours et demi, nous avons aspiré rapidement l'air contenu dans la cavité pleurale, de manière à faire reprendre au poumon son volume normal. Dans ces deux expériences, il n'y eut aucune production de liquide. Les bronches et la trachée contenaient seulement des mucosités battues par l'air.

Ces expériences ne nous donnèrent donc aucun résultat important, aussi ne faisons-nous que les signaler sans en donner tous les détails.

En définitive, voici comment on pourrait interpréter les faits observés en s'appuyant sur les expérimentations physiologiques :

Lorsque le poumon dont les vésicules et les extrémités bronchiques n'ont pas subi le contact de l'air depuis longtemps, se déplisse après la soustraction du liquide, l'air pénétrant dans les ramifications bronchiques et les alvéoles, doit agir comme un véritable excitant par son contact avec la muqueuse; les quintes de toux qui surviennent la plupart du temps pendant ou après l'opération ne reconnaissent certainement pas d'autre cause. Mais si l'excitation des extrémités du pneumogastrique peut produire la toux, un phénomène réflexe et analogue peut avoir lieu sur les vaisseaux par l'intermédiaire des nerfs vaso-moteurs.

Deux résultats différents peuvent donc se produire : ou bien, il y aura paralysie primitive des vaisseaux ; ou bien au contraire, ceux-ci subiront une excitation et leurs parois se contracteront. Cette dernière hypothèse est certainement la plus rationnelle, car une excitation produit, si elle n'est pas trop forte comme ici, une contraction primitive des vaisseaux.

Cette contraction ou ce resserrement des vaisseaux capillaires peut durer un certain temps pendant lequel aucun liquide ne transsudera, mais cet état primitif peut ne pas durer plus de 10 minutes, une demi-heure ou une heure, et on voit dans certains cas, à cette excitation des vaso-moteurs , succéder une véritable paralysie (phénomène névro-paralytique d'après Schiff).

Celle-ci produira une congestion passive avec œdème du poumon analogue à celle qui survient après la section des pneumogastriques.

Le début de l'accident dont nous parlons n'ayant lieu que 10 minutes et même plus tard après la fin de l'opération , nous trouvons par ce fait les deux périodes que nous venons de signaler : l'une, d'excitation primitive, l'autre de paralysie secondaire des vaisseaux; et à cette seconde période correspond l'œdème pulmonaire qui produit un liquide albumineux, comme nous l'avons vu plus haut.

Conclusions. — Deux explications restent donc en présence : d'une part, passage à travers les bronches du liquide pleurétique; d'autre part, congestion rapide, œdème pulmonaire et expectoration, résultant de cet œdème.

Si cette dernière hypothèse paraît la plus rationnelle dans un grand nombre de cas, on ne peut cependant rejeter absolument la première.

En effet, si dans un cas de mort par expectoration albumineuse on constatait d'une façon bien nette la perforation pulmonaire et l'identité des deux liquides, on serait forcé d'admettre la première explication, malgré l'absence de pneumothorax et le temps écoulé entre la thoracentèse et l'expectoration.

Mais, si au contraire l'analyse complète des deux liquides venait démontrer qu'ils sont absolument différents malgré leurs analogies extérieures, la seconde explication serait pleinement justifiée.

Nous avons bien dans l'obs. 13, l'analyse des deux liquides, démontrant qu'ils sont à peu près identiques, mais dans ce cas, nous avions affaire à un hydrothorax. Or, le liquide pleural et le liquide expectoré doivent être identiques d'après ce que nous avons vu, parce qu'ils sont tous les deux le résultat d'un œdème. Il faudrait pour que cette analyse pût trancher la question, que dans un cas de pleurésie aiguë fibrineuse, le malade expectorât un liquide ne contenant pas de fibrine. Car il est certain que sous l'influence de l'œdème, le liquide transsudé à travers les parois alvéolaires ne doit pas contenir de fibrine.

Quant à l'étiologie ou cause prochaine du phénomène, nous n'avons pas à la rechercher puisque son mode de production lui-même n'est pas suffisamment connu. Il est cependant un point d'anatomie pathologique qu'il serait important de rechercher ; c'est de savoir ce que devient l'épithélium qui tapisse les alvéoles et renforce les parois des capillaires, dans un poumon qui a été comprimé pendant un certain temps. Il est bien certain que si cet épithélium était détruit, les parois des capillaires n'étant plus soutenues, le phénomène de l'œdème se produirait plus facilement.

Nous ne pouvons donc pas encore nous prononcer sur le mécanisme de cet accident, non plus que sur sa cause prochaine ; nous avons voulu seulement analyser aussi complètement que possible ces faits intéressants et indiquer les recherches nécessaires pour arriver à une solution définitive.

V

Résumé.

I. Accident rare de la thoracentèse survenant dans des cas encore mal définis et pouvant entraîner la mort.

II. Il consiste en une expectoration plus ou moins abondante, d'un liquide sero-albumineux avec mousse persistant à sa surface.

III. Dans la plupart des cas, le début de l'accident a eu lieu de dix minutes à une heure environ après l'opération.

IV. Cet accident est généralement bénin, mais il peut dans quelques cas rares entraîner rapidement la mort du malade.

V. Dans les faits terminés par la mort, on peut expliquer celle-ci par une lésion pulmonaire du côté opposé empêchant le fonctionnement normal de l'organe, et par conséquent la facilité de l'expectoration.

VI. On doit jusqu'à présent hésiter entre deux explications possibles de cet accident :

1° Perforation spontanée du poumon, passage à travers les bronches du liquide pleurétique et rejet de ce liquide par l'expectoration.

2° Congestion rapide, œdème pulmonaire et expectoration résultant de cet œdème.

OBSERVATIONS

OBSERVATION I. (Inédite.)

Hôpital Saint-Antoine. Observation personnelle.
Service de M. Gombault.

Benjamin X....., 32 ans, couché au no 5 de la salle St-Louis, entré à l'hopital le 7 mars 1870.

Cet homme, d'apparence vigoureuse, est jardinier, il donne sur son état de santé antérieur les renseignements suivants.

Il est né de parents bien portants et de constitution robuste, sa mère est morte à 48 ans par accident, son père vit encore et se porte bien. Il a un frère et une sœur qui jouissent également d'une santé excellente. Pendant toute sa jeunesse, à part quelques indispositions passagères, et une scarlatine qui le rendit fort malade à l'âge de 15 ans, il n'eut aucune maladie sérieuse.

A l'âge de 28 ans, il eut une affection thoracique du côté gauche, sur laquelle il ne donne que des renseignements très-vagues. On croit cependant qu'il a eu une pleurésie et nous verrons plus loin que l'examen de la poitrine de ce côté ne fera que confirmer l'idée d'une pleurésie ancienne et de longue durée.

Depuis deux ans il était redevenu bien portant, mais plus pâle, plus maigre, moins vigoureux et surtout respirant moins facilement qu'avant cette maladie. Il était facilement essouflé quand il marchait vite.

Pas d'alcoolisme bien net, ni par ses aveux, ni par les symptômes recherchés. Pas de syphilis.

Il y a quinze jours, il fut pris de malaise, de frissons légers, il se mit au lit le soir plutôt que d'habitude. Le lendemain essayant de se lever il éprouve une douleur peu vive, mais gênante, du côté droit, en même temps sa respiration était plus pénible. Il essaya de travailler, mais il fut forcé de revenir chez lui vers midi.

Depuis ce moment il n'indique aucune marche bien précise de sa maladie, si ce n'est la respiration difficile, la gêne du côté. La toux quinteuse qui le prit à partir du deuxième jour alla en augmentant jusqu'au neuvième jour.

Un médecin qui le vit lui fit appliquer un vésicatoire sur le côté; manque d'appétit, toux quinteuse, décubitus pénible d'un côté ou de l'autre : tels furent les principaux symptômes jusqu'au 8 mars, jour où il se décide à entrer à l'hôpital.

9 mars. *Examen du malade.*

Examen de la poitrine. — Côté droit. On constate du côté droit de la poitrine tous les signes d'une pleurésie : matité occupant les deux tiers inférieurs de ce côté, égophonie au-dessus de la partie moyenne du thorax, absence de vibrations thoraciques. En un mot la présence d'une certaine quantité de liquide n'était pas douteuse.

Au sommet la respiration est rude et soufflante en arrière : un peu de bruit skodique en avant.

Côté gauche. Du côté gauche : submatité en bas dans une étendue variable selon les points où on percute (en moyenne un travers de main).

Le murmure vésiculaire est à peine sensible. Le côté de la poitrine est manifestement rétracté, aussi on trouve à la mensuration des deux côtés, un écart considérable :

A droite, côté de l'épanchement, 43 cent. 1/2. A gauche, 37 cent.

A la partie moyenne souffle tubaire. Au sommet, respiration obscure et souffle tubaire. Rien au cœur.

Pouls, 84 pulsations. Température, 37, cent. 6. Respiration, 40.

Le malade ne peut se tenir couché, il est obligé de rester assis sur le bord de son lit, ou le dos appuyé contre des oreillers. Il est pâle, la figure est anxieuse, les ailes du nez s'écartent violemment à chaque inspiration et les muscles du cou se contractent avec énergie.

L'opération de la thoracentèse est faite immédiatement.

L'opération fut pratiquée le 9 mars à 9 h. 1/2.

On se servit du trocart n° 2, du système des trocarts de trousse de Mathieu. M. Gombault se servait toujours d'un trocart fin, quelquefois même du trocart explorateur afin de rendre l'écoulement plus lent et éviter les quintes de toux qui paraissent souvent résulter de la rapidité très-grande de cet écoulement.

Le trocart garni de baudruche mouillée fut plongé à la partie latérale médiane du 6e espace intercostal à cinq travers de doigt au-dessous du niveau du liquide, là où la matité était la plus accentuée.

Il fut peu enfoncé, car on s'attendait à trouver ce liquide de suite et de plus les parois thoraciques étaient peu épaisses vu la maigreur du malade.

L'écoulement eut lieu immédiatement, et on retira environ 1200 gram. de liquide jaune, un peu filant et mousseux lorsqu'il tombait dans la palette, d'une certaine hauteur.

Le malade se sentait soulagé à mesure que le liquide sortait, il n'eut aucune quinte de toux, pas de tendance à la syncope.

Le trocart fut retiré alors qu'il restait encore un peu de liquide, mais il coulait difficilement. On n'eut aucune goutte de sang par le trocart et le malade n'éprouva aucune douleur que celle produite par l'entrée et la sortie du trocart.

Après le retrait de celui-ci, il eut une petite quinte de toux qui passa rapidement. Après quoi M. Gombault, accompagné de tout le service, s'éloigna, continuant la visite et laissant le malade avec toutes les apparences de soulagement et de bien-être.

A peine une demi-heure ou 25 minutes s'étaient écoulées, qu'un infirmier vint nous prévenir que le malade se plaignait beaucoup et étouffait.

En arrivant près de lui nous le trouvons assis sur son lit, rendant dans son crachoir une écume mousseuse. (Il avait commencé à rendre cette écume cinq minutes à peine avant notre arrivée.) Il parlait encore mais difficilement et il éprouvait déjà l'angoisse de l'asphyxie. Cette scène dura 8 à 10 minutes à peine, et nous le vîmes tous, impuissants que nous étions à lui porter secours, rendant des flots de cette écume par la bouche et asphyxiant rapidement.

Après la mousse, il rendit du liquide qui sortait abondamment et dont nous pûmes remplir un crachoir. Il mourut ainsi asphyxié par ce liquide mousseux qui lui remplissait la bouche.

Nous essayâmes de pratiquer la respiration artificielle, mais inutilement.

En l'auscultant avant sa mort nous n'avions constaté que des râles fins dans tout le côté droit.

Examen du liquide. Ce qui nous frappa de suite ce fut l'analogie de ce liquide qui remplissait son crachoir et un petit bassin, avec celui de la thoracentèse.

Il était identique, la mousse abondante qui surnageait, quoique plus fine était pareille, comme aspect, à celle qui surnageait le liquide de la thoracentèse placé dans un bassin à côté de son lit.

L'acide azotique produisit dans les deux liquides un précipité abondant. Ils se prenaient presque en masse par la chaleur.

L'examen microscopique des liquides fut fait. On y trouva très-peu d'éléments (globules de pus).

Donc, analogie complète des deux liquides.

Autopsie faite 24 h. après la mort. Aucune trace de décomposition. Le cadavre ne présente aucune trace d'infiltration, la face seule est encore bleuâtre par places. La bouche et les bords des lèvres présentent encore des restes de mousse jaunâtre.

En remuant le cadavre on constate que le liquide jaune, dont il a expectoré hier une certaine quantité, remplit encore le pharynx.

On ouvre la poitrine et on constate :

Du côté droit. Le poumon revenu en partie sur lui-même ne présente que le tiers de son volume normal, on ne trouve des adhérences légères que vers le sommet. Partout ailleurs le poumon est libre d'adhérences et recouvert d'une mince couche de fausses membranes réticulées.

On constate encore dans la poitrine environ 300 gr. de liquide jaune avec quelques filaments fibrineux.

La surface de la plèvre pariétale et diaphragmatique est congestionnée, rougeâtre et recouverte par places d'une fausse membrane réticulée formant des tractus minces nageant dans le liquide.

On n'a constaté aucune trace de pneumothorax en ouvrant la poitrine.

On recherche avec soin le point de la piqûre thoracique qu'on retrouve difficilement. Cependant on la constate à l'intérieur en se guidant sur la trace persistante du côté de la peau.

Le poumon n'a pu être touché par le trocart et ne présente du reste aucune trace de lésion : ce fait se constate très-nettement.

On détache le poumon. Il est à peine aéré et présente dans ses deux lobes inférieurs surtout, l'aspect d'un poumon œdématié.

Le lobe supérieur seul est peu aéré et en partie, surtout au sommet, il est dur, fibreux et est le siége d'une cirrhose assez avancée.

La coupe, fait écouler une quantité de liquide analogue à celui qui remplit les bronches. Celles-ci sont peu congestionnées. La trachée est presque complètement remplie par de la mousse.

Du côté gauche, on trouve tous les restes d'une vieille pleurésie avec fausses membranes fibreuses aréolaires abondantes.

Le poumon est dur, ratatiné, appliqué contre la poitrine, avec des adhérences de tous côtés, et le sommet est presque entièrement fibreux, noir foncé avec des points crétacés.

Les bronches sont en partie également obstruées par de la mousse, mais les plus volumineuses seulement. Ce poumon, du reste, devait respirer fort peu, car son volume est beaucoup diminué, il est en partie fibreux et surnage à peine dans l'eau.

On ne peut faire l'insufflation pulmonaire à cause de l'abondance du liquide qui remplit la trachée et surtout les bronches du côté droit.

Le cœur ne présente aucune lésion appréciable, non plus que les gros vaisseaux. L'artère pulmonaire ne contient aucun caillot. Le rein, le foie, le cœur et le poumon examinés avec soin paraissent complètement sains.

OBSERVATION II.

Gazette des Hôpitaux, 1864, nº 55, 12 mai.

Hôtel-Dieu de Marseille. — Rhumatisme articulaire aigu. — Epanchement pleurétique à gauche, puis à droite. — Thoracentèse. — Mort presque instantanée. — Observation recueillie par M. L. Raiffer, interne de service.

La nommée Emilie R..., âgée de 25 ans, entre à la Clinique médicale le 5 janvier pour se faire traiter d'un rhumatisme articulaire aigu généralisé. Quelques jours après, elle se plaint d'une douleur au côté gauche de la poitrine et de difficulté dans la respiration. A l'examen, on ne trouve rien au cœur, on ne constate qu'une pleurodynie qui ne tarde pas à disparaître et une bronchite légère, affection qui, d'après M. Louis, accompagne souvent le début du rhumatisme articulaire aigu. Vers le 15 janvier, le point de côté et la gêne de la respiration reparurent, mais bien plus intenses que lors de leur première manifestation. On constatait : matité dans les 4/5 inférieurs de la poitrine ; à gauche, absence du murmure vasculaire, si ce n'est tout à fait au sommet du poumon : absence de vibrations thoraciques, égophonie, bronchophonie, souffle bronchique superficiel.

M. Girard diagnostique un épanchement pleurétique et prescrit un traitement énergique. Celui-ci n'amena aucune amélioration sensible, et dans la matinée du 2 février, tout était à l'état constaté la veille ; de plus l'épanchement allait en augmentant, la mensuration accusait une différence de 3 centimètres et demi entre les deux côtés de la poitrine. Le 4 février, la gène de la respiration était extrême, il y avait menace d'asphyxie, un épanchement avait eu lieu dans la plèvre droite. Vu le peu de succès du traitement et l'imminence du danger qui était résulté de l'obstacle apporté au fonctionnement de l'organe respiratoire, M. Girard se décida à pratiquer la thoracentèse.

La ponction faite au tiers moyen du septième espace intercostal gauche, avec un trocart dont la canule avait été munie d'un tube de baudruche, donna issue à un litre de liquide citrin limpide, en tout semblable à celui de l'hydrocèle.

La malade se sentait soulagée ; le murmure vésiculaire s'étendant dans un espace de moins en moins restreint, à mesure que la plèvre se vidait. Elle manifesta un grand contentement, dit qu'elle était guérie et demanda à manger, mais sa joie devait être de courte durée. Dix minutes environ après l'opération, la pauvre femme fut prise de suffocation, puis elle rendit par la bouche une écume abondante blanchâtre : elle était morte.

Autopsie faite vingt-quatre heures après la mort. A l'ouverture de la poitrine, issue de sérosité citrine semblable à celle qu'avait fournie la thoracentèse. Les deux cavités pleurales en contiennent à peu près la même quantité, environ un demi-litre ; ce liquide ne contient en suspension ni fausses membranes ni concrétions albumino-fibrineuses. Le poumon droit semble ratatiné ; crépitation normale ; la plèvre qui entoure ce poumon est unie par quelques brides molles aux plèvres costale et diaphragmatique. Le poumon gauche est d'un moindre volume que celui du côté droit ; il est refoulé en haut, et son extrémité inférieure est à 4 centimètres audessus de la plaie de la ponction, quelques adhérences l'unissent avec les plèvres diaphragmatique et médiastine postérieure ; aucune liaison avec la plèvre costale.

Les deux tiers supérieurs du poumon droit, ne présentent rien de remarquable ; le tiers inférieur est à l'intérieur couleur lie de vin, la plèvre qui le recouvre est un peu épaissie, la plus grande partie de cette portion de l'organe ne surnage pas quand on la met dans l'eau. Le tissu cellulaire du médiastin antérieur est épaissi, comme lardacé. Ces plèvres médiastines antérieures adhèrent aux plèvres viscérales.

Une lamelle circonscrite du poumon ne peut être séparée du péricarde, et y reste adhérente. Les plèvres costales sont légèrement obscurcies par une très-mince couche de matière albumineuse. En quelques points, cette couche est un peu épaisse, infiltration du tissu cellulaire sous-séreux.

Il passe ensuite à l'examen du poumon gauche, dont il note la densité et l'atélectasie après l'avoir plongé dans l'eau.

Il fait remarquer alors que cette augmentation de densité provenait du manque d'air, lequel avait été expulsé par la pression continue graduelle du liquide de l'épanchement.

Parlant enfin de l'explication probable de la mort, il ajoute :

« Reste à expliquer cette mort presque instantanée ? Est-elle une conséquence de l'opération ? Rien ne le prouve, je ne le crois pas. Pour l'expliquer ferait-on intervenir un déplacement brusque de l'organe, une syncope comme cela arrive parfois dans la paracentèse, on ne réussirait pas mieux. Invoquerait-on la difficulté qu'éprouvait l'hématose et par suite une asphyxie lente ?

« Il est certaines morts que l'on ne peut expliquer et celle-ci est du nombre ; ne sait-on pas d'ailleurs que des gens affectés d'épanchements pleurétiques qui ne faisaient nullement présager une fin prochaine, sont tombés pendant qu'on les auscultait ? »

OBSERVATION III.

Recueillie dans le service de M. Bucquoy à Cochin, par M. Bouilly, interne. — Extrait de la thèse de M. Berruyer (année 1872), page 36.

Dum..., 56 ans, ancien magistrat, entré le 5 avril 1872, salle Saint-Jean, n° 16.

A 32 ans, attaques de goutte ; depuis cinq ans, palpitations ; depuis quatre semaines, oppression.

5 avril. Epanchement pleurétique du côté droit, remontant jusqu'au milieu de la fosse sous-épineuse.

L'état d'angoisse du malade nous décide à faire dans la plèvre une ponction d'urgence et à l'aide de la seringue Dieulafoy, nous retirons 2 litres et demi de liquide séro-fibrineux, parfaitement limpide, qui se prend rapidement en gelée.

Pendant les dernières aspirations, chocs assez répétés du poumon contre la canule par les secousses de la toux, et douleur vive accusée par le malade. Une demi-heure environ après la ponction, il rend en quelques secousses de toux un crachoir de liquide tout à fait analogue à celui qui a été retiré par l'opération, mais un peu plus visqueux et couvert d'une écume sanguinolente, qui se coagule comme une couenne.

Le 6. Amélioration très-notable. Plus de dyspnée, le malade a pu dormir tranquille. Pas de fièvre. La respiration s'entend jusqu'à la base du poumon; on entend pendant l'inspiration dans le tiers inférieur des bouffées de râles crépitants fins, dus sans doute au déplissement pulmonaire. Expectoration de quelques crachats visqueux, sanglants, ayant franchement le caractère pneumonique.

L'auscultation du cœur, rendue jusqu'à ce jour presque impossible par la dyspnée, fait constater : 1° un bruit de souffle systolique à la pointe, se propageant dans l'aisselle ;

2° Un deuxième bruit de souffle beaucoup plus fort, visqueux, systolique à la base, s'entendant au lieu d'élection des bruits aortiques et se propageant en outre le long du bord droit du sternum et dans les vaisseaux du cou. Les bruits nerveux du cœur sont complètement disparus.

La pointe bat dans le sixième espace. Le pouls est petit, mais vibrant et régulier.

Le 12. Depuis trois ou quatre jours, malaise général, orthopnée, plus de sommeil. On constate la reproduction de l'épanchement ; matité absolue dans le tiers inférieur du poumon, s'étendant au même niveau dans la région axillaire, très-peu abaissé, ne déborde les fausses côtes que de deux travers de doigt.

Aspirations de 2 litres et demi de liquide séro-fibrineux, douleurs et quelques secousses de toux pendant les dernières aspirations.

Le 13. Nuit tranquille, diminution considérable de la dyspnée.

Le 15. La dyspnée est revenue comme les premiers jours, orthopnée, figure anxieuse, abattement moral.

La respiration s'entend presque jusqu'à la base du poumon droit; on ne constate de la matité que tout à fait dans le cul-de-sac inférieur, en arrière et dans la région axillaire. La palpation fait sentir le foie débordant un peu les fausses côtes.

Quelques râles sibilants peu abondants, disséminés dans le poumon gauche.

Le 19. Depuis hier dyspnée intense, orthopnée, chaque jour quelques crachats sanglants ; on constate la reproduction du liquide. Matité absolue en arrière, jusqu'au septième espace intercostal, submatité au-dessus dans l'étendue d'environ deux travers de doigt; dans l'aisselle, la matité ne remonte pas plus haut que la réunion au tiers inférieur dans le tiers moyen. Immédiatement au-dessous de la ligne de matité absolue, on entend la respiration faible accompagnée de frottements pleuraux ; pas de souffle, égophonie.

Les signes locaux et habituels d'examen de la poitrine ne donnent donc que l'idée d'un épanchement moyen, et l'on n'est amené à faire la ponction qu'en raison de la dyspnée excessive du malade.

Aspiration de 3 litres de liquide séro-fibrineux, quelques secousses de toux.

Le 21. Depuis cette nuit, délire et hallucinations, mais ces symptômes disparaissent rapidement.

1er mai. Ponction dans le septième espace intercostal ; aspiration avec l'appareil Potain. 2700 grammes de liquide séro-fibrineux, se coagulant rapidement à l'air. La matité remontait au moment de l'opération, en arrière, jusqu'à l'angle inférieur de l'omoplate; dans l'aisselle jusqu'au tiers moyen. Le foie déborde les fausses côtes de deux travers de doigt.

Pas les moindres secousses de toux pendant l'opération.

Le 2. Malade très-soulagé.

Le 17. Dyspnée plus violente que d'habitude. Matité en arrière jusqu'à la cinquième côte, se prolongeant en avant jusqu'au niveau du mamelon.

Ponction et aspiration avec l'appareil Potain ; 3 litres de liquide séro-fibrineux.

Immédiatement après l'opération, retour de la sonorité et du murmure vésiculaire ; le malade éprouve de suite un grand soulagement.

Le 24. Dyspnée très-prononcée ; reproduction complète du liquide donnant lieu aux mêmes signes que nous avons indiqués plus haut.

Ponction dans le huitième espace intercostal et aspiration de 3lit 200 centimètres cubes de liquide. La respiration en partie marquée par un frottement pleural, reparaît aussitôt. Le malade éprouve une amélioration sensible.

Le 28. Ponction et aspiration de 2lit 300 centimètres cubes de liquide.

1er juin. La dyspnée est revenue et avec elle tous les signes physiques de l'épanchement.

Nouvelle ponction et aspiration de 2lit 200 centimètres cubes de liquide de même nature.

Le 5. Dyspnée intense depuis la veille, matité en arrière, etc., ponction et aspiration de 900 grammes de liquide offrant toujours les mêmes caractères.

Le 10. Nouvelle ponction ; 460 grammes de liquide séro-fibrineux.

Le 11. Agitation, subdélirium, cyanose, mort.

L'autopsie vint confirmer autant que possible le diagnostic.

On trouva une hypertrophie au cœur énorme, un rétrécissement aortique des plus serrés, toutes les articulations grandes et petites encroûtées de dépôts d'urate de soude. Et enfin, un épanchement parfaitement limité par les adhérences de la plèvre, situé entre la face inférieure du poumon et le diaphragme, et remontant en avant jusqu'au tiers moyen, où il était circonscrit par une poche très-évidente.

OBSERVATION IV.

Hôtel-Dieu, service de M. le professeur Béhier, recueillie par M. Liouville, chef de clinique. (Résumé.) Citée dans les Bulletins de l'Académie de médecine 1872.

Boule (Lazare), 62 ans, journalier, entré dans le service, salle Sainte-Jeanne, le 8 février 1872.

Insuffisance mitrale.

Dans les deux côtés de la poitrine développement d'un épanchement de sérosité assez considérable pour provoquer une dyspnée très-pénible. Larges urtications qui amènent une amélioration notable. — Puis, bientôt tous les phénomènes alarmants reviennent assez rapidement, et on constate, de nouveau, un double épanchement pleural qui occupait les deux tiers de chaque côté de la poitrine.

Pouls très-petit. Cœur légèrement devié à droite; albumine en assez grande abondance dans l'urine.

Le 16 mars, la dyspnée était telle que nous résolûmes de pratiquer une ponction pour essayer de soulager le malade. Le côté droit fut choisi pour être ponctionné le premier.

Après une ponction exploratrice qui nous démontra que c'était bien de la sérosité pure qui occupait la cavité, un trocart capillaire fut introduit avec grand soin : la canule, à extrémité mousse, resta seule dans la poitrine, le dard ayant été retiré avant que la canule eût été enfoncée environ à 4 centimètres, — 800 grammes de sérosité furent extraits. Lorsque nous étions arrivés à 500 grammes, nous avions eu quelques petites quintes de toux. L'auscultation, après l'opération, permit de reconnaître que le poumon avait repris sa place, la respiration s'entendait jusqu'au bas de la cavité. Aucune trace de pneumothorax.

Je constatai que le malade était soulagé, lorsque, une heure environ après l'expiration, le malade fut pris d'une toux opiniâtre à l'aide de laquelle il rendit, par gorgées assez fortes, une sérosité mousseuse en partie, un peu plus jaune, mais à cela près absolument semblable à celle que la ponction avait tirée. Le malade fut très-fatigué de cette toux qui dure jusque vers quatre heures, pour se calmer ensuite et permettre un bon sommeil.

Le lendemain, nous trouvions que 800 grammes de sérosité plus colorée, mais tout à fait semblable d'ailleurs à celle que la ponction avait retirée, avaient été rejetés par la toux. Le malade respirait librement et était, disait-il, beaucoup mieux qu'après la ponction.

A la percussion et à l'auscultation du côté droit, aucune différence avec ce qui avait été constaté la veille, aucun signe de pneumothorax.

Du côté gauche : très-notable diminution de l'épanchement, qui avait disparu dans sa presque totalité et permettait d'entendre dans le poumon gauche, au niveau de la moitié de la cavité en arrière un souffle un peu plus rude que celui qui existait la veille, souffle perçu dans la largeur de 6 à 7 centimètres et laissant entendre à sa périphérie quelques râles sous-crépitants.

Réapparition d'une dyspnée intense.

Du côté droit : épanchement paraissant médiocre à l'auscultation ; mais la percussion donnait une matité universelle et presque égale de haut en bas.

Le côté gauche disparaissait de nouveau très-rempli par l'épanchement.

29 mai. Ponction sur le côté gauche : le trocart fut un peu enfoncé, 2 centimètres environ, le dard fut retiré et 1400 grammes de sérosité transpareute furent retirés sans aucun incident particulier. L'auscultation après l'opération montra que le poumon s'était dilaté; aucun des signes de pneumothorax, malgré le soin qu'on mit à les rechercher. Le malade était satisfait, mais une heure après, la scène du 18 mai se reproduisit de point en point, si ce n'est que l'expectoration eut lieu plus rapidement, que le malade accusa une douleur réelle au niveau de la jonction du tiers inférieur avec le tiers moyen de la poitrine, mais loin du point ponctionné qui était plus bas. 1000 à 1200 grammes de sérosité furent alors

rejetés; elle était moins mousseuse, ayant été expectorée plus facilement et moins battue par l'air. A la fin de l'expectoration et dans un effort de toux très-violent, un très-petit filet de sang de quelques lignes de longueur, comme ceux que l'on voit accidentellement dans les efforts de la toux d'une bronchite, parut avec la sérosité rejetée.

Point de signes de pneumothorax.

Enfin, du 17 au 18 juin, la dyspnée reparaissant et l'épanchement étant considérable, une nouvelle ponction capillaire fut faite à gauche ; elle donna 800 grammes de sérosité, et cette fois encore, une demi-heure après la ponction, 700 grammes de liquide étaient expectorés.

P. S. *Examen du liquide.* Se prend en masse par l'acide azotique et par la chaleur; il contient beaucoup d'albumine et très-peu de fibrine. M. Liouville insiste sur la persistance de la mousse à la surface du liquide, comme nous l'avons noté (obs. 1) à la surface du liquide, sur les lèvres et dans la bouche du cadavre.

Examen histologique. Quelques globules rouges très-rares, non altérés comme dans tout liquide pleurétique ; très-peu de globules blancs, quelques filaments de fibrine.

OBSERVATION V.

Woillez. Traité des maladies aiguës des organes respiratoires, 1872. Obs. LVII, p. 468.

Un jeune charpentier, âgé de 22 ans, d'une forte constitution, entré, en 1869, à Lariboisière pour une pleurésie aiguë du côté gauche.

Le vingtième jour de la maladie, M. Woillez constate un pouls à 120, mais avec une température de 37°,4. La respiration était à 30, un peu haute, avec moins d'expansion du côté gauche que du côté droit. L'épanchement occupait alors tout le côté gauche, refoulait le cœur à droite et la rate au delà du rebord des fausses côtes gauches. La matité s'étendait jusqu'au bord droit du sternum. En même temps, faiblesse du murmure respiratoire avec souffle, broncho-égophonie et absence de vibrations thoraciques.

Malgré une rémission apparente constatée le quatrième jour et due à un traitement énergique, l'état général et local restait le même, seulement la face était pâle, et la nuit précédente il y avait eu un accès de dyspnée avec sentiment de suffocation pendant dix minutes. La thoracocentèse fut pratiquée avec le trocart ordinaire muni de baudruche. La ponction donna issue à 5,500 grammes d'un liquide séreux, d'un jaune verdâtre. Le cœur reprit rapidement sa place à la région précordiale : le murmure respiratoire s'entendit partout à gauche, et la matité se limita au quart inférieur de ce côté.

Vers la fin de l'opération, il survint une toux quinteuse qui fut suivie de l'expectoration de quelques crachats transparents et jaunâtres. M. Woillez se demanda s'il avait perforé le poumon, quoiqu'il n'y eût pas de signes de pneumothorax. Il eut l'idée de traiter les crachats délayés dans de l'eau, par l'acide azotique et par la chaleur, et obtient un précipité floconneux abondant d'albumine.

OBSERVATION VI.

Marrotte. Bulletin de l'Académie de médecine. 1872. Séance du 28 mai, p. 449.

Un tonnelier, d'une bonne constitution, fut admis le 4 juillet 1870 à Lariboisière. Il était au vingtième jour d'une pleurésie occupant le côté droit. Celui-ci était le siége d'une matité généralisée, absolue, s'étendant jusqu'au bord gauche du sternum; le foie était refoulé en bas, de quatre à cinq travers de doigt. Le cœur, refoulé à gauche, avait sa pointe au niveau du sixième espace intercostal en dehors et en bas.

L'état du malade restant stationnaire, malgré un traitement énergique, la thoracocentèse fut pratiquée le vingt-troisième jour de la maladie : ce jour-là on constata l'absence complète du murmure vésiculaire, mais du souffle en arrière et en haut seulement, ainsi que de l'égophonie : la voix est soufflée et tremblante.

On retira cinq litres de sérosité transparente, de couleur citrine, ce qui amena une rétrocession de la poitrine de 6 centimètres et demi.

Mais ce que cette thoracocentèse présenta de remarquable, c'est d'abord que les cinq litres de liquide furent retirés sans interruption avec la canule ordinaire et sans aucune gêne pour le malade. De la toux étant survenue pendant l'évacuation, quelques fines bulles d'air s'échappèrent avec le liquide; comme il était certain qu'il n'avait pas pénétré, par la canule, dans la plèvre, M. Woillez soupçonna, dès lors, une piqûre de poumon, malgré l'épaisseur considérable de la couche liquide au moment de la ponction : aussi recommanda-t-il de conserver les crachats pour les traiter par l'acide azotique et par la chaleur.

Cette recommandation fut facile à exécuter, le malade ayant expectoré, quelques heures après l'opération, plus d'un crachoir de sérosité semblable à celle qui avait été extraite de la plèvre. Cette sérosité se prenait en masse par l'acide nitrique et par la chaleur.

Quatre semaines après, le malade sortait complètement guéri, sans qu'à aucune époque de sa convalescence on aperçût des signes de pneumothorax.

OBSERVATION VII.

Marrotte. Bulletin de l'Académie de médecine, 1872, mai 28, p. 447.

Charles P..., 26 ans, menuisier, est entré, le 18 octobre 1863, service de M. Ernest Besnier, suppléant M. Monneret : il était atteint d'une pleurésie gauche.

Le 27 octobre, après avoir épuisé les moyens médicaux, l'urgence de la thoracentèse était très-prononcée. Les signes locaux étaient : matité complète du côté gauche : souffle tubaire, en arrière seulement, au niveau de l'épine de l'omoplate : silence et absence de vibrations sur la ligne axillaire : refoulement du cœur à droite du sternum.

Je pratique la ponction avec le trocart de Reybard, dans le septième espace intercostal, aù niveau de l'entre-croisement des lignes verticale, axillaire et horizontale mammaire. Au moment de l'opération, le malade rapproche violemment les arcs costaux et la pénétration de l'instrument, très-douloureuse, réclame une assez grande force. Je retire sans difficulté trois litres de sérosité jaunâtre qui se prennent rapidement en un caillot fibrineux. Pendant l'opération, quintes de toux violentes qui se prolongent jusqu'au soir, et font, pendant la journée, couler de la sérosité par l'orifice de ponction.

En même temps, ces quintes de toux sont suivies de l'expectoration de trois verres environ de sérosité jaunâtre, filante, claire, recouverte d'une mousse écumeuse, analogue au liquide issu par la plaie de ponction. Ce liquide, qui ne rappelle aucune variété de crachats, traité par la chaleur et l'acide nitrique, donne un abondant précipité d'albumine.

Le soulagement fut immédiat, la nuit excellente. Tous les accidents, y compris le mouvement fébrile, disparurent complètement.

La fièvre ne parut pas. Il n'y eut aucun signe immédiat ni consécutif de pneumo-hydrothorax. Le liquide ne se reproduisit pas, et le 7 novembre, c'est-à-dire onze jours après l'opération, le malade partait pour l'asile de Vincennes, conservant une très-légère matité à la partie inférieure du thorax.

Ce malade fut revu à la fin de novembre par M. Sottas, interne du service. L'épanchement ne s'était pas reproduit à gauche, mais le malade présentait des indices de tuberculisation parenchymateuse du poumon, qui avaient été vainement recherchés avant et après la ponction.

OBSERVATION VIII.

Marrotte, Bulletin de l'Académie de médecine, 1872, 28 mai, p. 450.

Le malade est un jeune homme de 24 ans, d'une taille élancée, à poitrine étroite et allongée, à figure pâle, dont l'ensemble fait soupçonner la diathèse tuberculeuse. Il s'enrhume, en effet, facilement l'hiver, depuis plusieurs années. Il a eu deux hémoptysies, la dernière il y a quatre mois, et, depuis cette dernière époque, il conserve de la toux.

Lorsqu'il s'est présenté à l'hôpital, le 6 mai 1872, il y avait trois semaines qu'il avait ressenti un point de côté à gauche. Ce point de côté persistait avec moins d'intensité le jour de son entrée, et il se plaignait d'un peu de dyspnée. Matité complète en avant et en arrière dans les deux tiers inférieurs de ce côté. En avant, dans la région sous-claviculaire, son exagéré, absence complète de vibrations thoraciques. Le cœur est faiblement dévié à droite.

A l'auscultation, on n'entend, en bas, ni respiration, ni souffle. Dans le reste de la hauteur, souffle aux deux temps de la respiration en arrière et en avant, broncho-égophonie, pas de fièvre : appétit et sommeil conservés.

La thoracocentèse est pratiquée le 9 mai, dans le sixième espace intercostal, avec un trocart fin muni de baudruche. Le trocart retiré, il s'écoule lentement un liquide citrin, transparent, qui se coagule facilement. Cinq minutes environ après le début de l'opération, quelques quintes de toux apparaissent. L'inquiétude augmente : il se manifeste une sensation d'angoisse et d'étouffement; le malade a peine à se soutenir sur son séant : pâleur, état voisin de la syncope. Je dois dire, en passant, que ce jeune homme m'a paru, avant et depuis l'opération, d'une nature pusillanime. Quelques gorgées de vin pur conjurèrent les accidents, et l'opération se termina sans nouveaux incidents, après avoir duré dix-huit à vingt minutes, pendant lesquelles il s'était écoulé deux bons litres de liquide, ne paraissant contenir aucune trace de sang. Une heure après, le malade a recouvré son calme : la douleur de côté a diminué, mais la dyspnée persiste.

Le 10 mai, le malade a expectoré, depuis la veille, environ le tiers d'un crachoir d'un liquide glaireux, filant, comme du blanc d'œuf, transparent, de couleur citrine, recouvert de quelques crachats spumeux. Traité par la chaleur et par l'acide nitrique, il précipite abondamment et donne un coagulum comme le blanc d'œuf. A l'examen microscopique, leucocytes en grand nombre : quelques cellules épithéliales déformées et quelques stries longitudinales fines qui indiquent la présence de la fibrine. Dans certains points, des crachats, quelques globules rouges.

11 mai. La dyspnée a été en diminuant, ainsi que la douleur de côté, qui ne se réveille plus que dans les grandes inspirations.

12 mai. Une légère couche de liquide s'est reproduite, mais il n'a jamais existé aucun signe de pneumothorax.

13 mai. Plus de dyspnée, plus de point de côté : la couche fort mince de liquide constatée la veille n'a pas augmenté. Aujourd'hui on entend du bruit de frottement en avant et sur les côtés, même au point de la ponction.

OBSERVATION IX.

Observation communiquée par M. Moutard-Martin, médecin des hôpitaux. — Pleurésie. — Thoracentèse. — Expectoration d'un liquide séreux et mousseux deux heures après l'opération.

Le 30 juin 1868, à dix heures du soir, je fus appelé à Villeneuve-Saint-Georges par le Dr X..., qui étant atteint d'une pleurésie datant de cinq semaines environ, avait depuis le matin une série d'accès de suffocation, tels que la mort paraissait imminente à chaque instant.

Arrivé à minuit, je trouvai le Dr X..., âgé de 68 ans, d'une constitution assez forte, mais usée, assis sur son lit, cyanosé, ayant la parole entrecoupée, et le pouls presque insensible, très-fréquent et irrégulier. Sa maladie avait débuté depuis cinq semaines ; c'était une pleurésie aiguë au début, elle avait été traitée par des vésicatoires souvent répétés, des diurétiques et des purgatifs. Depuis quatre ou cinq jours, la respiration était plus pénible, mais depuis le matin du jour (30 juin), les accès de suffocation s'étaient montrés plus intenses.

Le côté droit de la poitrine présentait une voussure énorme, avec effacement des espaces intercostaux, matité complète en avant et en arrière, souffle dans le sommet seulement, et absence du murmure respiratoire dans tout le reste du côté droit. Je fus donc certain d'être en présence d'un épanchement considérable, probablement séreux.

Malgré, ou plutôt à cause de la mort imminente, la thoracentèse fut immédiatement décidée et pratiquée séance tenante avec le trocart ordinaire garni de baudruche. L'opération donna issue à 3 litres de sérosité citrine parfaitement transparente ; il survint une ou deux quintes de toux, très-fatigantes, vers le milieu de l'opération, mais le soulagement immédiat fut extrêmement manifeste.

L'opération était terminée à une heure du matin.

Vers trois heures du matin, le 1er juillet, la toux devint plus fréquente et de plus en plus pénible, et bientôt survint une expectoration incessante d'un liquide, mousseux, très-fluide, incolore et ressemblant au liquide de la thoracentèse. L'anxiété du malade était très-grande et le crachottement presque continuel. La toux ne cessant pas, on vint me chercher de nouveau à Paris, le 1er juillet, à cinq heures du soir. Je constatai la continuation de la toux, l'anxiété et la dyspnée qui l'accompagnaient. Le liquide résultant de l'expectoration pouvait être évalué à environ trois quarts de litre.

A la percussion, je constate la résonnance sous la clavicule et au sommet en arrière, de la submatité dans les deux tiers inférieurs ; les vibrations thoraciques sont presque pareilles des deux côtés de la poitrine ; enfin, l'auscultation fait entendre des râles sous-crépitants très-fins et très-humides dans les deux tiers inférieurs du poumon droit, surtout à la base où ils sont un peu plus gros.

On applique un large vésicatoire sur ce côté.

Le 2 juillet, je retourne vers le malade, qui n'a cessé de tousser que le matin, et qui me fait montrer le résultat total de son expectoration, pouvant monter à deux litres environ.

Je regrette de n'avoir pas fait l'examen chimique du liquide. Mais il ne présentait pas d'une façon nette la même couleur que le liquide pleurétique. Je ferai remarquer que le malade, examiné par moi le 1er juillet à sept heures du soir, n'avait rendu encore qu'un litre de liquide, et qu'à ce moment il n'en existait plus dans la plèvre. Je ne puis expliquer ce fait que par l'afflux du sang dans le tissu pulmonaire, à la suite de son ampliation et par la transsudation du plasma sanguin à travers les parois alvéolaires et la muqueuse des petites bronches.

Chez ce malade, le liquide pleurétique ne s'est pas reproduit, les forces et la liberté de la respiration sont revenues lentement, mais enfin il a pu partir en voyage le 28 juillet. Depuis ce temps, il est parfaitement bien portant.

OBSERVATION X.

M. D'Espine communique à la Société de Biologie deux faits d'expectoration abondante, séreuse et albumineuse, à la suite de la thoracentèse. (Il n'y a aucune autre indication.)

OBSERVATIONS XI et XII.

M. Hérard, médecin des hôpitaux, nous communique deux faits intéressants. Il s'agit de deux femmes de 25 à 30 ans, atteintes de pleurésie unilatérale, datant de 15 à 20 jours, chez lesquelles il pratique la thoracentèse à cause de la dyspnée et des accès de suffocation. A la fin de l'opération, par laquelle on retire environ deux litres de liquide, ces malades rendent par une expectoration incessante et dans l'espace de 20 à 24 heures environ, 400 ou 600 gr. de liquide *jaune* et *très-mousseux*. M. Hérard insiste sur cette particularité quil'afrappé : Entre la fin de l'opération et le commencement de l'expectoration, il y a eu une période de calme, de soulagement.

Les observations n'ayant pas été prises, M. Hérard ne peut pas nous donner des détails plus complets, mais l'impression bien nette qu'il a gardée de ces deux accidents, était qu'il ne pouvait y avoir eu ni blessure, ni perforation du poumon, et qu'on était là en présence d'une congestion rapide avec œdème pulmonaire.

OBSERVATION XIII (inédite).

Recueillie par M. Landrieux, chef de clinique.

Le nommé X..., âgé de 42 ans, tailleur, entré le 4 février 1873 dans la salle Saint-Paul, lit nº 28, hôpital de la Pitié, service de M. le professeur Lasègue.

Ce malade raconte qu'il fut pris, il y a deux ans environ, de vomissements de sang qui auraient persisté pendant un mois.

C'est à cette même époque qu'il s'aperçut qu'il était essoufflé en montant un escalier ou en faisant une course un peu longue; de plus, il éprouvait en même temps une grande faiblesse dans les jambes.

Depuis cette époque, ses crachements de sang continuèrent à intervalles assez rapprochés, et son oppression devint plus intense.

Ce n'est pourtant qu'à partir du 20 novembre dernier, que se sentant par trop fatigué et affaibli, il fut obligé de suspendre son travail; il s'alita même en janvier 1873.

Il prétend n'avoir jamais eu de douleurs dans les articulations.

A son arrivée à l'hôpital, le 5 février, le malade est très-oppressé : la dyspnée est constante, excessive, portée même jusqu'à l'orthopnée. Face bouffie, yeux saillants, la conjonctive a une teinte subictérique. Le pouls est fréquent, régulier, mais fort et bondissant, surtout si l'on vient à élever le bras du malade, c'est en un mot le véritable pouls de Corrigan.

La langue est légèrement fébrile, le malade a de la diarrhée depuis une quinzaine de jours. Les urines sont foncées, contiennent de l'albumine : leur coloration est due à la présence de l'hémaphéine.

L'examen thoracique donne les signes suivants :

La région du cœur n'offre pas de matité anormale, si ce n'est à droite du sternum, au niveau de la portion ascendante de la crosse de l'aorte. Les deux poumons présentent de chaque côté de la matité, principalement du côté droit, où elle s'étend du sommet à la base.

La région du foie donne une matité fort étendue, et permet de constater une augmentation notable du volume de cet organe qui déborde les fausses côtes, en bas, d'au moins trois travers de doigt, et qui remonte en haut à quelques centimètres au-dessus du mamelon.

Si l'on ausculte les poumons on n'y trouve, en avant, rien d'anormal; en arrière, on perçoit quelques râles de bronchite disséminés, mais à droite, le murmure respiratoire est affaibli très-manifestement, et va s'affaiblissant de plus en plus de haut en bas.

Au cœur, deux bruits de souffle ; un au premier temps et à la base, mais presque complètement masqué par le second d'une très-grande intensité, râpeux, facile à percevoir au second temps.

Ce bruit de souffle s'entend dans une grande étendue du thorax, en avant, et on le retrouve également en arrière. Les artères radiales ne sont pas athéromateuses.

A la région cervicale, on distingue, comme au poignet et au coude, le battement des artères que l'on peut même voir à distance.

Un bruit de souffle à double courant dans l'artère fémorale.

Depuis quinze jours environ, le malade a une expectoration sanguinolente assez abondante : le sang expectoré est noir, non spumeux, non mélangé à des crachats de bronchite ; en un mot, ces crachats sont véritablement hémoptoiques, indiquant des noyaux d'apoplexie pulmonaire.

Prescription. Ventouses sèches, potion de Tood.

7 février. Le malade se trouve mieux ; l'oppression est moins considérable. Le sommeil est meilleur.

Le 12. Aujourd'hui le malade se trouve plus fatigué ; l'oppression est plus grande, il respire avec peine ; la nuit a été presque sans sommeil. L'œdème des extrémités inférieures persiste, il a même augmenté dans des proportions notables et a envahi le scrotum.

L'appétit est toujours le même, le malade mange peu.

A la percussion, on constate de la matité en arrière à droite, principalement dans le tiers inférieur ; la respiration s'entend à la moitié supérieure de ce côté, tandis que plus bas le murmure respiratoire est à peine perceptible.

Prescription. Sirop d'Iodure de fer, potion de Tood.

Le 15. Le pouls est à 84 ; l'oppression est assez considérable ; l'examen de la poitrine ne donne pas de signes nouveaux.

Le crachement de sang continue, mais il a sensiblement diminué.

Prescription. Purgatif avec scammonée, infusion de feuilles de digitale 0,60 centig.

Le 18. Toujours aussi oppressé, le malade qui se tient constamment assis, se plaint d'insomnie.

La nuit il a des cauchemars pénibles.

La matité est complète dans toute la hauteur de la poitrine du côté droit ; on sent manifestement une augmentation de volume de ce côté par comparaison avec le côté gauche.

Le malade expectore très-peu, son expectoration est composée de crachats sanguinolents.

Le 19. Oppression beaucoup plus intense.

L'épanchement du côté droit semble avoir augmenté ; il est accusé par une matité complète dans les deux tiers inférieurs du côté, par une absence complète de la respiration dans le tiers inférieur, et une diminution du même murmure dans le tiers moyen ; pas de souffle, pas d'égophonie dans les mêmes points, mais une absence presque complète des vibrations thoraciques quand on fait parler ce malade.

Après ce nouvel examen, M. le professeur Lasègue pensant qu'une grande partie de la dyspnée est provoquée par cet épanchement pleural, fait pratiquer la *thoracentèse*.

Pratiquée suivant la méthode ordinaire, cette opération donne issue à deux litres de liquide environ.

Ce liquide est citrin ; il renferme une proportion notable d'albumine ; mais toutefois, conservé dans un vase, on constate le soir même et le lendemain matin, à peine quelques traces de caillot fibrineux.

Aucun accident pendant l'opération ; le trocart retiré, on entend la respiration jusqu'à la partie inférieure du thorax.

Mais il s'est à peine écoulé un quart d'heure depuis l'obturation de la plaie faite par le trocart, que le malade est pris d'une toux fréquente, quinteuse, persistante, sans avoir pourtant rien de pénible, car à la visite du soir, le malade accuse un grand soulagement ; il est dans le decubitas dorsal, ce qui ne lui était pas arrivé depuis une dizaine de jours ; seulement le malade nous fait remarquer une particularité intéressante, c'est que depuis le matin il a rempli deux crachoirs d'un liquide spumeux, transparent, non teinté de sang. L'expectoration de ce liquide s'opère sans difficulté.

L'auscultation du côté droit fait constater les signes suivants :

Des râles nombreux de bronchite dans les deux tiers supérieurs, sibilants et muqueux, tandis que dans le tiers inférieur, on trouve des râles sous-crépitants fins, indiquant probablement un certain degré de congestion pulmonaire.

C'est à peine si, à gauche, on trouve dans toute la hauteur quelques râles bronchiques.

La température donne 37°, le pouls 80.

Le 20. L'expectoration a continué avec abondance pendant toute la nuit.

Le liquide spumeux de cette expectoration se coagule facilement par la chaleur et l'acide nitrique.

La nuit a été bonne, sans accès d'oppression ; ce matin il y a encore de la bronchite, localisée presque uniquement au côté droit.

On ne retrouve plus les râles de congestion pulmonaire qui existaient hier soir.

Le 21. Le malade n'a rempli dans les 24 heures que la moitié d'un crachoir.

La bronchite persiste ; le liquide n'est pas revenu dans la cavité pleurale droite.

Le 28. Le liquide semble revenir peu à peu dans la plèvre droite.

Pas de fièvre. Pas d'accidents nouveaux. La dyspnée semble exclusivement cardiaque.

Examen par M. Bougarel. Le liquide de la thoracentèse et celui de l'expectoration, que je représenterai le premier par A et le second par B, furent examinés et donnèrent les résultats suivants :

Dans le liquide A, assez limpide, flotte une petite masse contenant des globules sanguins (sans doute de la fibrine).

Après filtration, il présente une coloration ambrée ; il est alcalin aux réactifs colorés.

Après la même opération B, dans lequel se trouvaient mélangées un grand nombre de mucosités, est limpide, légèrement coloré en rouge, alcalin aux réactifs et présente une viscosité particulière.

Avec l'acide acétique, le liquide A donne un précipité excessivement faible ; B au contraire laisse déposer une grande quantité de mucine.

Cent centimètres cubes des liquides sont précipités par le réactif de M. Méhu (solution alcoolique d'acide acétique et phénique).

Après dessiccation des deux précipités, on trouve pour A 1 gr. 61 d'albumine sèche et 1 gr. 42 pour B ; mais cette quantité 1 gr. 42 ne représente évidemment pas d'une manière exacte la quantité d'albumine, puisqu'il faudrait en retrancher le poids de la mucine qui s'y trouve mêlée et qu'on n'a pu doser faute de liquide.

OBSERVATION XIV. (Inédite.)

Recueillie par M. Marcé, interne.

La nommée K..., âgée de 35 ans, entre le 18 octobre 1872 dans la salle Sainte-Eugénie, hôpital de la Pitié, service de M. Desnos.

Cette femme est malade depuis plusieurs mois, dit-elle, et ne peut donner de renseignements exacts sur le début de la maladie.

Les deux symptômes qui l'ont le plus frappée sont la douleur du côté gauche, et la difficulté de la respiration.

On constate une matité complète de presque tout le côté gauche, avec absence de vibrations thoraciques du même côté : refoulement du cœur à droite.

La malade éprouve des palpitations presque continuelles, et des accès d'oppression qui décident M. Desnos à pratiquer immédiatement la thoracentèse.

La ponction est faite avec l'appareil Potain : il ne sort environ que 200 grammes de liquide : léger soulagement de la malade.

Le 15, nouvelle ponction avec le trocart de M. Blacker; il s'écoule deux litres de liquide qui laissent déposer en se coagulant une énorme masse de fibrine.

L'opération fut arrêtée avant l'écoulement du liquide, par le fait d'un petit accident qui le produisit.

En effet, le trocart qui avait été très-peu enfoncé, ne fut pas maintenu avec soin, et s'échappa tout d'un coup de la plèvre, en restant engagé dans la paroi thoracique.

On ne voulut pas de nouveau enfoncer le trocart, malgré la présence encore facile à constater d'une certaine quantité de liquide dans la cavité thoracique.

On trouvait encore dans la partie déclive une matité de deux ou trois travers de doigt.

La malade qui ne toussait pas avant l'opération, fut prise quelque temps après, de quintes de toux assez prolongées, accompagnées d'une expectoration particulière : elle remplit pendant la journée et la nuit suivante, environ quatre crachoirs d'un liquide légèrement coloré, spumeux, trouble, évidemment mélangé avec des crachats, et qui traité par l'acide azotique et la chaleur, se prenait en masse, comme une solution d'albumine.

Le lendemain, l'expectoration avait beaucoup diminué, et remplit néanmoins encore un crachoir d'un liquide analogue au précédent.

Les signes stéthoscopiques, et la matité n'avaient pas changé depuis la veille, et cette femme, soulagée momentanément, vit son épanchement se reproduire quelque temps après.

OBSERVATION XV. (Inédite.) (1)

La nommée M..., âgée de 30 ans, est entrée le 28 octobre dans la salle Sainte-Geneviève, hôpital Saint-Antoine, service de M. Lancereaux.

Cette femme est maigre, pâle, fortement chlorotique; elle a eu trois enfants, tous trois sont morts en bas âge, et actuellement elle est enceinte de quatre mois et demi. Elle a toujours vécu dans des conditions d'alimentation très mauvaise, et surtout depuis deux ans.

Il y a six ans, elle fut atteinte d'une bronchite assez intense, qui la retint à la chambre pendant une quinzaine de jours.

Depuis ce temps, elle est presque continuellement enrhumée, toussant par quintes, et voyant cette bronchite chronique devenir plus forte de temps en temps.

Elle insiste sur un phénomène qui paraît assez curieux.

Pendant la durée de chacune de ses grossesses qui ont eu lieu pendant les six années dernières, elle voyait presque toujours sa toux diminuer et cesser même complètement, mais celle-ci disparaissait presque aussitôt après l'accouchement; aussi est-elle fort étonnée de tousser davantage depuis quelque temps.

Depuis six semaines environ, elle est obligée de garder la chambre, et même souvent le lit : elle éprouve un point de côté à gauche : elle n'a cependant eu aucun frisson, ni expectoration.

La respiration était plus accélérée et plus pénible, et accompagnée d'une toux sèche et quinteuse, le tout s'accompagnant d'un peu de fièvre le soir, et de quelques sueurs nocturnes; elle se plaint enfin d'une douleur en avant du sternum, et en arrière entre les deux épaules.

On constate à son entrée une matité absolue dans toute l'étendue du poumon gauche, en avant, en arrière et sous l'aisselle; seul le sommet du poumon respire encore un peu en avant.

Le cœur légèrement refoulé à droite.

4 novembre. On pratique la thoracentèse.

On retire deux litres de liquide citra-fibrineux.

La malade se trouve momentanément soulagée; mais quelque temps après l'opération (trois quarts d'heure environ), elle est prise d'un sentiment d'oppression assez vive, à laquelle succède une toux quinteuse survenant par accès, accompagnée d'une expectoration

(1) Nous devons cette observation à l'obligeance de M. Lancereaux.

spumeuse, légèrement filante, très-abondante, et arrivant par gorgées.

Cet accident dure environ deux heures, pendant lesquelles la malade est horriblement gênée ; puis tout se calme petit à petit ; le lendemain à la visite, on trouve la malade assez calme et respirant assez facilement.

On trouve encore dans la poitrine de la matité remontant aux deux tiers de la poitrine, avec souffle doux à l'expiration.

Le liquide rendu par l'expectoration, se coagule presque entièrement par la chaleur et l'acide nitrique.

Pendant les jours suivants, la malade se trouve bien mieux, et le 12, malgré son rétablissement incomplet, elle demande à sortir de l'hôpital.

On trouve encore de la matité à la base de la poitrine avec de l'égophonie, mais tout le reste du poumon respire assez bien.

OBSERVATION XVI. (Inédite.)

Observation recueillie par M. Troisier, interne.

Le nommé Jean-Louis Charpentier, âgé de 37 ans, est entré le 4 décembre 1872, à l'hôpital de la Pitié, salle Saint-Raphaël, n° 8, service de M. Vulpian.

Ce malade a eu un rhumatisme articulaire vers l'âge de 16 ans.

Il y a douze jours en travaillant sur le port, il fut pris subitement d'une violente douleur dans le côté gauche de la poitrine.

A son entrée, on constate la présence d'un épanchement pleurétique à gauche. Il y a de la matité en arrière, dans les deux tiers inférieurs du poumon. Il n'y a pas de fièvre. Pouls 88.

Le 9 décembre, on note que l'épanchement a considérablement augmenté, la matité remonte jusque sous la clavicule : le cœur est déplacé ; il y a quelques irrégularités dans les battements, et l'on entend au premier temps un souffle qui a son maximum à la base.

Le malade refuse de se laisser ponctionner, on lui applique plusieurs vésicatoires, jusque vers le milieu du mois de janvier 1873.

Le 15 janvier, on pratique la thoracentèse. L'épanchement ne s'est résorbé qu'en partie ; vers le tiers moyen du poumon, en arrière, on entend des frottements pleuraux ; le cœur reste déplacé. Le malade est très-affaibli, il n'y a pas de fièvre. L'opération est faite avec l'appareil de M. Potain (canule n° 2). On est obligé de fermer le robinet de la canule après l'évacuation d'un litre et demi de liquide, parce que le malade est pris à ce moment d'une violente douleur dans la poitrine, suivie immédiatement de suffocation et de toux.

L'apparition de l'accident détermine un état syncopal qui dure une ou deux minutes. Au bout de quelques instants, on ouvre de nouveau le robinet, et il sort de la poitrine une certaine quantité de gaz qu'on évalue à un quart de litre; on retire alors la canule.

La toux était presque continuelle et était suivie d'une expuition filante et un peu spumeuse. L'auscultation de la poitrine, faite immédiatement après l'opération, permettait d'entendre le murmure vésiculaire très-affaibli; il n'y avait aucun signe indiquant la présence de l'air dans la cavité pleurale. Il est certain d'ailleurs qu'il n'y avait pas de pneumothorax avant l'opération.

La quantité de liquide expectoré après la ponction peut-être évaluée à 250 grammes. L'expuition se produisait surtout lorsque le malade était couché sur le côté gauche : elle cessa vers quatre heures du soir. Ce liquide était coagulable par la chaleur et l'acide nitrique.

La sérosité obtenue par la ponction était un peu sanguinolente. On trouve à l'examen microscopique du coagulum fibrineux, une grande quantité de globules rouges et quelques globules blancs.

Au 25 février, l'épanchement ne s'était pas reproduit.

OBSERVATION XVII.

Recueillie par M. Letourneur dans le service de M. Lasègue. — Extraite de la thèse de M. Potel, 1872.

A*** (André), âgé de 40 ans. Entré le 20 octobre à Saint-Paul. Cet homme, d'une forte constitution, est alité depuis dix mois environ. Il est entré à deux reprises à l'hôpital, où il fut traité pour une pleurésie gauche, et n'a jamais été guéri complètement.

Depuis deux mois, œdème des membres inférieurs; l'oppression et les palpitations, que le malade éprouve depuis le début de son affection, vont en augmentant.

A son entrée, on constate une oppression assez forte et de l'œdème des membres inférieurs remontant jusqu'au scrotum. Les battements du cœur sont irréguliers, leur impulsion est forte, on ne trouve pas de souffle, mais les bruits ont un timbre un peu métallique à sa pointe. Pouls petit, irrégulier.

On constate, à l'examen de la poitrine, un peu de matité à la base gauche, avec frottement pleurétique, reliquat de sa pleurésie à droite, on trouve un épanchement dans la moitié inférieure du poumon ; on ne sait à quelle époque faire remonter le début de cette pleurésie du côté droit, le malade n'ayant jamais éprouvé de point douloureux de ce côté.

21 octobre. Prescription : gomme-gutte, 0,60; infusion de digitale, 0,50.

30 octobre. L'épanchement et l'oppression ont augmenté; les urines sont rares ; les battements du cœur sont moins accélérés, léger souffle à la pointe.

2 novembre. Oppression considérable; plusieurs accès de suffocation, face cyanosée, anxiété extrême; pouls petit. L'épanchement occupe les deux tiers du poumon droit; thoracentèse d'urgence : issue de 3 litres 1/2 de sérosité. Une heure après l'opération, le malade se met à cracher abondamment jusqu'à neuf heures du soir. Il remplit six crachoirs, dont les quatre premiers renferment du sang mélangé à un liquide mousseux; dans les deux autres, il n'y a plus de sang, mais un liquide visqueux, citrin, analogue au liquide de la plèvre, seulement plus épais. Il y a dans cette expectoration beaucoup d'albumine.

Le 3. Oppression peu marquée; la respiration s'étend dans le tiers supérieur du poumon; vers le tiers moyen, il y a frottement et de l'égophonie.

Une dizaine de jours après la ponction, les urines diminuent, et l'épanchement se reproduit; mais sous l'influence de la digitale, la diurèse reparaît, l'épanchement diminue, l'œdème des membres disparaît, l'appétit revient, l'état général s'améliore.

7 décembre. Le malade sort, ne conservant qu'un peu de matité dans le quart inférieur du côté droit. Les battements du cœur sont moins irréguliers.

Le 23. Le malade rentre dans le service : il est alité depuis une dizaine de jours. La toux et l'oppression sont revenues; pouls petit et irrégulier; l'épanchement droit s'est reformé, il occupe la moitié inférieure du poumon. — Infusion de digitale.

Le 29. L'oppression et l'épanchement ont augmenté; thoracentèse, issue de 3 litres de liquide citrin; pas de bronchorrhée comme à la suite de la première ponction.

Le 30. Submatité dans le tiers inférieur; frottement pleurétique diminué dans toute l'étendue du poumon ; l'oppression a disparu,

25 janvier. L'épanchement ne s'est pas reformé; il n'y a plus qu'un peu de diminution de la sonorité à la base; la respiration s'entend dans tout le poumon, frottement pleurétique vers le tiers moyen. État général bon; pas de retrait du thorax.

OBSERVATION XVIII.

Thèse de M. Faussillon, mai 1864. — Obs. III.

Pleurite du côté gauche, épanchement total. — Thoracentèse. — Hôtel-Dieu (salle Saint-Lazare), lit n° 12.

G*** (Charles), 36 ans, menuisier, demeurant rue Neuve-d'Orléans. Entré le 19 octobre 1863.

Ce malade, d'une taille élevée, d'une constitution robuste, n'a jamais eu de maladie sérieuse.

Le 7 de ce mois, sans cause apparente, il commence à ressentir dans le côté gauche, à la base de la poitrine, une douleur d'abord légère, puis de plus en plus pénible, qui l'a bientôt forcé d'interrompre son travail. A cette douleur s'était joint un peu d'inappétence et de malaise.

Le 19. Il se présente à la consultation; il n'a pas de fièvre, mais il accuse une douleur de côté si violente qu'on le reçoit.

Le soir, le pouls est un peu plus fréquent, 92 pulsations, respiration très-incomplète; à la pression, le côté gauche est très-sensible. La percussion donne de la submatité à la partie inférieure de ce côté, l'auscultation y dénote une respiration faible. — Vibrations thoraciques peu marquées. — Expectoration nulle, presque pas de toux.

Le 20 octobre. 6 ventouses scarifiées sur le côté gauche; digitale, chiendent.

21. Peu d'amélioration.

22. Le même état continuant, 6 ventouses scarifiées. Potion avec teinture de digitale.

23. Douleur de côté non calmée. Fièvre continue. Épanchement manifeste atteignant la moitié de la hauteur de la poitrine. — Large vésicatoire.

24. Visite du soir : malade très-oppressé, la face est cyanosée, toux incessante. — Épanchement considérablement augmenté, at-

teint le sommet de la plèvre. — Large vésicatoire en avant, à gauche.

25. Amélioration sensible dans l'état de la respiration.

26. Matité dans toute la hauteur de la poitrine en arrière, jusque dans la fosse sus-épineuse, en avant, jusque sous la clavicule. Absence de vibrations thoraciques. Cœur refoulé à droite.

27. La thoracentèse est pratiquée. — 3 litres environ de sérosité jaunâtre sont extraits, et donnent lieu à un caillot fibrineux considérable. Pendant l'opération, quintes de toux assez violentes. La canule du trocart est retirée. — Diachylon, bandage de corps. Soulagement immédiat.

28. Le malade a bien passé la journée d'hier, le liquide qui coulait encore de la plaie après l'opération, a cessé de couler vers le soir.

Les quintes de toux qui se sont manifestées pendant l'opération n'ont cessé que le soir, et ont provoqué l'expectoration de deux ou trois verres de sérosité jaunâtre, filante, gommeuse, recouverte d'une mousse écumeuse, analogue, par son aspect et sa consistance, au liquide extrait de la plèvre. Ce liquide ne rappelle aucune variété de crachats. Par la chaleur et l'acide nitrique, il donne un abondant précipité d'albumine. Le malade se trouve très-bien : il a dormi toute la nuit. La douleur de côté a disparu, pas de fièvre, pouls à 72.

La sonorité à la percussion a reparu, la respiration s'entend bien. En bas, il reste un peu de matité. Les vibrations thoraciques ont reparu.

29 octobre. Le bien-être continue.

Il sort guéri le 7 novembre.

OBSERVATION XIX.

Thèse de doctorat, Pinault. 1853.

Le 3 mai 1853, est entré au n° 35 de la salle Saint-Paul, le nommé Serré, âgé de 47 ans, tailleur de cristaux.

Il éprouvait depuis douze jours de la toux et du malaise ; le 2 mai, ressentit une douleur de côté et des frissons, entra à l'hôpital, le lendemain 3 mai.

Il présente de la fièvre, 96 pulsations, dyspnée, douleur au côté droit. Matité qui s'étend en arrière de l'épine du scapulum, à la base de la poitrine : en avant, jusqu'à trois travers de doigt au-dessous de la clavicule, sur toute cette surface, absence complète de vibrations thoraciques. A l'auscultation, souffle et égophonie.

Le 5, l'épanchement semble augmenté, respiration plus difficile : on pratique la thoracentèse, qui donne issue à 2 litres de liquide verdâtre, tenant en suspension des flocons albumineux. Le malade se sent considérablement soulagé; le soir, le mieux se continue, le crachoir du malade est rempli en entier d'un liquide visqueux, verdâtre, ressemblant en tout point à celui qui a été extrait par la ponction. Ces crachats ont été rendus quelque temps après l'opération.

Le 6, le malade a continué à rendre beaucoup de crachats, le mieux se soutient; le pouls est à 84. La sonorité s'étend, en avant dans les trois quarts et en arrière dans la moitié supérieure de la poitrine. Le murmure vésiculaire s'entend normalement, dans les points sonores. La toux se continue aujourd'hui. — Tisane de chiendent; 2 pilules, scille et digitale.

Le 10, le mieux s'est soutenu, il n'y a plus de matité que dans le tiers inférieur. — Même prescription.

Le 12 et le 14, évacuations produites par des pilules de croton tiglium.

Le 27, le malade se plaint d'une douleur dans le côté de la poitrine; on applique des ventouses sur le point douloureux, soulagement instantané.

Le 7 juin, le malade sort guéri; on n'entend plus qu'un peu de fottement pleural à la base du poumon.

OBSERVATION XX.

Thèse de doctorat. Pinault, 1853.

Le 22 mars 1853, est entré, au n° 24 de la salle Saint-Paul, le nommé Franci, âgé de 34 ans, colporteur.

Cet homme souffre depuis trois mois; mais depuis deux mois seulement, il a été pris de perte d'appétit, toux, frissons, difficulté de respirer et douleurs dans le côté de la poitrine.

Cependant, le jour de son entrée, il présente peu de fièvre, 84 pulsations, dyspnée et douleur au côté gauche, dans lequel on perçoit une matité s'élevant, derrière, à deux travers de doigt au-dessous de l'épine de l'omoplate; devant, à cinq travers de doigt au-dessous de la clavicule. On entend du souffle bronchique; pas d'égophonie; vésicatoire, pilules de scille et de digitale.

Malgré ce traitement, l'épanchement augmente, et, le 2 avril, on constate de la matité jusqu'au sommet du poumon; la dyspnée est devenue plus forte. La thoracentèse est pratiquée et donne issue à près de 3 litres d'un liquide séreux verdâtre; le malade est soulagé, cependant le soir la dyspnée reparaît, il existe des râles muqueux très-abondants, le malade a expectoré dans la journée deux pleins crachoirs de mucosités filantes ressemblant au liquide qui a été retiré le matin par la ponction.

Le 3, les râles muqueux sont toujours abondants; il y a plus de fièvre qu'hier, l'épanchement s'est reproduit, quoiqu'un peu moins abondamment. Les crachats, quoique encore verts, visqueux, sont bien moins abondants qu'hier soir.

Le 8, le liquide a un peu diminué, l'état général est plus satisfaisant; on perçoit mieux les vibrations thoraciques.

Le 20, il n'y a plus de fièvre, on entend un bruit de frottement pleural très-prononcé; il y a encore de la matité dans le tiers inférieur du poumon. On a appliqué la veille un large vésicatoire.

Le 8 mai, le malade sort dans un état satisfaisant; la dyspnée et la bronchite ont disparu depuis longtemps; il y a seulement encore des frottements pleuraux, et une grande faiblesse respiratoire dans le tiers inférieur du poumon.

OBSERVATION XXI.

Observation prise dans le service de M. le professeur Béhier, à l'Hôtel-Dieu, suppléé par M. Ball. — Obs. recueillie par M. Liouville, chef de clinique. (Résumé de l'observation) (1).

Le nommé Gérard (Louis), âgé de 49 ans, entre dans le service le 24 septembre 1872.

25 septembre. Le malade se présente avec tous les signes d'une affection aortique; on constate à la base un double bruit de souffle qui indique un rétrécissement avec insuffisance de cet orifice. Les battements du cœur sont très-violents.

Les jambes sont œdématiées, et le malade raconte que depuis quatre semaines environ, le gonflement des jambes survient surtout le soir après son travail.

(1) Cette observation a été communiquée à la Société de biologie en novembre 1872.

Ascite légère avec œdème des parois abdominales.

Du côté gauche de la poitrine, on constate un commencement d'épanchement. Dans le poumon, des râles sous-crépitants fins.

Du côté droit quelques râles fins, mais très-peu de liquide dans la plèvre.

Pas d'albumine dans les urines, mais celles-ci sont rouge-brique, troubles et donnent un dépôt abondant au fond du vase.

P. 85, T. 36, R. 19.

Le 27. Id. Vésicatoire à gauche; 15 grammes d'eau-de-vie allemande.

Battements de la jugulaire. On remarque aujourd'hui, d'une façon plus nette que ces jours derniers, de véritables pulsations se passant dans les veines du cou, principalement du côté gauche. On les retrouve également dans quelques veines du reste du corps, ainsi qu'un peu aux veines du pli du coude.

Le 30. P. 108, T. A. 36° 2, R. 28.

On n'entend pas en arrière, à gauche, un grand retentissement des *bruits cardiaques*.

Toutefois on distingue un souffle au 1er temps (seulement) vers la région dorsale (4e ou 5e vertèbre, *apophyse épineuse*).

Cyanose très-nette à la face, aux oreilles, aux doigts.

Dans les crurales, souffle entendu au 1er temps. Il ne paraît pas y en avoir au 2e temps. Mais difficulté d'examen, par le fait de l'œdème sur des *parois*.

De temps en temps signes très-nets d'*œdème cérébral*.

Les bruits s'entendent avec une grande netteté à droite du sternum à 0,05 cent. du mamelon droit, à 0,14 cent. du mamelon gauche.

Hypertrophie très-considérable du cœur.

1er octobre. *A gauche* en bas, souffle doux à l'expiration avec œgophonie. A droite, signes d'œdème pulmonaire, signes de pleurésie assez localisée.

On croirait à un petit épanchement.

A 11 h. 20, ponction exploratrice, dans le 7e espace intercostal, en arrière à gauche, à 6 cent. de la colonne vertébrale. (Trocart moyen.)

Liquide séreux, jaunâtre, un peu foncé. Pas de *sang*.

Quintes de toux peu considérables vers la 6e minute, après l'écoulement de 900 gr. de liquide. Vers la fin, quintes de toux et alors on sent quelquefois le poumon venant frapper l'extrémité mousse du trocart.

On a retiré en 10 minutes 1,200 gr. de sérosité. Le malade assis sur son séant, causant, riant, ne semblait pas un opéré auquel on retirait de la poitrine une si notable quantité de liquide.

La respiration est beaucoup plus libre.

Tout d'abord, le nombre des respirations est augmenté, mais le malade paraît un peu moins cyanosé.

Il se plaint un peu de douleur de *côté*, au niveau de la peau qui a été *piquée*.

12 h. 15. Le malade depuis quelque temps avait le sentiment de dyspnée et de nausées, quand environ une heure après l'opération il est pris de toux, par quintes. Et alors, il rend par la bouche, sous forme de toux, des crachats très-aérés, *mousseux*, mélés à du liquide.

Les premiers crachats sont rouges, *sanguinolents*. On dirait une *hémoptysie claire*, pâle et des plus *spumeuses*.

La toux est presque continuelle. Il y a des quintes fatigantes.

A 6 heures, P. 120, T. 37°, 2, R. 50.

Continuation de l'expectoration. Mousse abondante à la surface.

Les deux liquides, examinés avec l'acide azotique, donnent un précipité albumineux. Celui de l'expectoration contenait moins d'albumine.

Examen histologique des liquides par M. Liouville.

1° Liquide de la ponction.

Globules rouges très-rares, les uns très-petits, les autres au contraire plus volumineux. Globules blancs, abondants ; les uns très-petits contiennent des granulations, les autres plus gros présentent de 4 à 6 noyaux. Enfin on rencontre des cellules de nature indéterminée qui sont renflées, dilatées et dont le noyau est énorme.

2° Liquide expectoré.

Toute la mousse sanguinolente aérée surnageant a conservé tous les éléments figurés du liquide. On ne trouve presque pas de dépôt au fond du vase.

On y reconnaît des globules rouges ; des globules blancs, analogues à ceux du liquide aspiré. On y trouve cependant moins de grandes cellules dilatées, analogues à des physalides.

De plus on y trouve des cellules épithéliales roulées sur elles-mêmes en forme de faisceau.

2 octobre. Le 8. P. 88, T. 38° 6, R. 42.

Dans le tiers inférieur à gauche, souffle à l'inspiration, surtout à l'expiration, plus rude que celui de la pleurésie et de même force que celui de la pneumonie.

Dans le tiers moyen, râles humides à l'inspiration et à l'expiration, analogues à ceux qu'on entend dans l'hémoptysie.

Le 3. Mort.

OEdème considérable des membres inférieurs et des parois abdominales ; ascite très-abondante.

Notable quantité de sérosité dans les deux plèvres ; à droite adhérence assez considérable du poumon avec la plèvre pariétale ; de ce côté on trouve aussi une hépatisation rouge à la partie inférieure. On s'est assuré par l'insufflation qu'il n'y avait eu aucune perforation pulmonaire.

Le cœur est énorme ; on trouve un rétrécissement avec insuffisance aortique très-avancée ; les valvules sigmoïdes sont couvertes de végétations très-volumineuses et très-dures ; la valvule mitrale est épaissie et présente des traces d'endocardite chronique formant des plaques blanchâtres fibreuses. Il en est de même pour la surface interne du cœur gauche. La valvule tricuspide est dilatée et très-nettement insuffisante.

L'artère pulmonaire ainsi que son origine sont saines ; l'oreillette droite est très-dilatée.

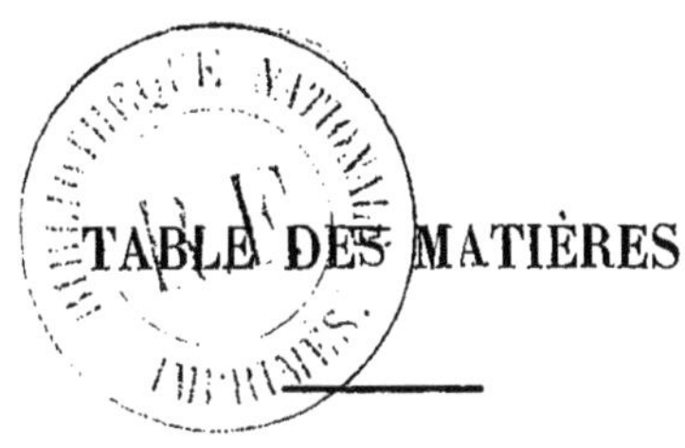

TABLE DES MATIÈRES

A. Parent, imprimeur de la Faculté de Médecine, rue M^r le Prince, 31.

www.ingramcontent.com/pod-product-compliance
Ingram Content Group UK Ltd.
Pitfield, Milton Keynes, MK11 3LW, UK
UKHW020346180726
13839UKWH00002B/942

9 782329 158402